CHRISTINE FELSTEAD'S

Yoga for Runners

跑者瑜伽

消除疼痛、预防损伤和提升运动表现的针对性练习（修订版）

［加］克里斯廷·费尔斯特德（Christine Felstead）◎著

孟书恒 王维侠 刘辰◎译

人民邮电出版社

北京

图书在版编目（CIP）数据

跑者瑜伽 : 消除疼痛、预防损伤和提升运动表现的针对性练习 : 修订版 / (加) 克里斯廷•费尔斯特德(Christine Felstead) 著 ; 孟书恒, 王维侠, 刘辰译. -- 2版. -- 北京 : 人民邮电出版社, 2021.3
ISBN 978-7-115-55617-2

Ⅰ. ①跑… Ⅱ. ①克… ②孟… ③王… ④刘… Ⅲ. ①瑜伽－基本知识 Ⅳ. ①R793.51

中国版本图书馆CIP数据核字(2020)第260907号

内容提要

对于深受损伤困扰的跑步爱好者来说，本书是不可或缺的训练参考。作者从足部、膝关节、腿部、髋部、脊柱、核心等跑者易受伤部位的基础生理原理展开，通过近 200 张图片分步骤详解了针对以上部位的 80 余种瑜伽体式，指导精准、讲解细致。通过阅读本书，你将学会如何将瑜伽练习加入你现有的跑步训练计划中，从而消除身体疼痛，预防常见跑步损伤，获得更好的跑步体验。

本书适合跑步爱好者、瑜伽爱好者以及专业教练阅读。

◆ 著　[加] 克里斯廷•费尔斯特德（Christine Felstead）
译　孟书恒　王维侠　刘　辰
责任编辑　裴　倩
责任印制　周昇亮

◆ 人民邮电出版社出版发行　北京市丰台区成寿寺路 11 号
邮编　100164　电子邮件　315@ptpress.com.cn
网址　https://www.ptpress.com.cn
大厂回族自治县聚鑫印刷有限责任公司印刷

◆ 开本：700×1000　1/16
印张：14.75　2021 年 3 月第 2 版
字数：280 千字　2021 年 3 月河北第 1 次印刷

著作权合同登记号　图字：01-2016-6555 号

定价：98.00 元

读者服务热线：(010)81055296　印装质量热线：(010)81055316
反盗版热线：(010)81055315
广告经营许可证：京东市监广登字 20170147 号

将此书献给全世界热爱跑步的人们。愿此书能给予你启迪，帮助你把跑步的热情与瑜伽练习和谐地结合在一起，使你保持身、心的开放，从而达到理想的效果。

克里斯廷·费尔斯特德

目录

体式查询

体式	完整描述体式的页码	该体式所在序列的页码
卷腹I	81	168，189
卷腹II	82	168，189
船式	90	177
束角式	131	156，166，177，184
束角侧伸展式	122	175，182
桥式	91	159，167，177，188，193，196
猫狗伸展式	59	158，189
座椅前屈式	205	
座椅髋部拉伸	209	
座椅手杖式	201	
四点支撑式	84	169，170，173
开胸式（蝗虫式的变式）	66	173，190，195
婴儿式	60	158，174，189，190，195
眼镜蛇式	67	162，190，195
牛面式	93	156，166，196
深呼吸	212	
桌面下犬式	203	
海豚式（下犬式的变式）	86	171，195
海豚平板式	87	171，195
双鸽式	129	166，177，184
下犬式	61	158，159，162，163，164，170，171，172，173，174，176，180，181，182，183，186，188，190，192，193，194，195，196
下犬式（腿伸展）	120	173，179
鹰式手臂	94	194
耳触肩式	92	196

续表

体式	完整描述体式的页码	该体式所在序列的页码
平衡站立式（山式）	36	162，164，165，166，169，170，174，175，176，182，186，187，192，193，194
平衡站立式，双臂举过头顶（简易树式）	56	157，162，169，194
侧伸展三角式	121	165，175，182，193
找到臀中肌	114	179
门闩式	106	163，186
半下犬式	58	157，190
半蛙式	47，138	173，187，192
腘绳肌卷曲	100	185
腘绳肌离心拉伸	99	185，193
英雄式（雷电坐）	39	156，162，192
脚趾英雄式（脚趾雷电坐）	40	156，162
内旋肌拉伸	132	184
膝触脚踝平衡式	126	157，176
跪蛤式	118	179
跪姿股四头肌拉伸（跪姿蛙式）	139	181
腿向上靠墙式（倒箭式）	151	191
蜥蜴式	136	173，181
蝗虫式	68	174，187，190
弓步式（低位弓步式、跪弓步式和高位弓步式）	133	159，163，164，171，172，173，180，181，182，186，192
弓步扭转式	135	163，164，172，175，186
鸽子式	128	159，164，176，183
平板式	83	162，169，170，173
脚底按摩	37	156，191
泡沫轴滚动按摩股四头肌和髂胫束	48，117	156，191
缓解眼疲劳	211	
旋转三角式（三角扭转伸展式）	104	165
挺尸式	69	159，167，178，184，188，191，193，196
座椅扭转式	204	
坐立前屈式（背部前屈伸展坐式）	107	176，188
坐立阔腿前屈式（束角坐式）	108	177，188
侧板式	85	170

续表

体式	完整描述体式的页码	该体式所在序列的页码
简单平衡式	38	165
简单的胸部扩展	206	
简单坐立扭动式	63	166，177，190
深蹲	130	157，166
手杖式	62	166，176，183，188，190，196
站立埃及人式	124	175，182
站立前屈式（加强脊柱前屈伸展式）	101	162，169，174，192，194
站立侧展式（风吹树式）	57	157，194
站立阔腿前屈式（双角式）	105	158，187
直腿弓步式（加强侧伸展式）	103	165，186
仰卧腘绳肌拉伸（仰卧上升腿）	109	167，177，188
仰卧脊柱扭动式（鳄鱼扭转式）	65	159，178，191，196
支撑束角式（仰卧束角式）	147	
支撑桥式	148	
支撑开胸式	146	
支撑婴儿式	150	
支撑前屈式	149	
腿伸展桌面式	119	179
桌面手腕伸展	210	
大腿靠胸式（双腿锁腿式）	64	159，167，177，184，188，191，193
脚趾伸展式	41	156
树式	127	166
三角式	102	174，187
扭转蜥蜴式	137	173，181
上犬式	89	169，170，195
上平板式（后仰支架式）	88	177，196
靠墙深蹲（靠墙幻椅式）	46	192
战士二式	123	165，175，193
战士三式	125	175，186

基本的序列体式

序列名称	说明	时长	页码
序列1：电视瑜伽	休闲时可以做的体式	根据需要	156
序列2：跑步后的强制训练	你可以穿着跑鞋完成的一个简单序列	5～8分钟	157
序列3：跑者关注的热点部位	短程跑步后的调整训练	10～15分钟	158
序列4：每周整体调整训练	整个身体的平衡练习有助于积极恢复	60～75分钟	160
序列5：力量和耐力	一个具有挑战性的序列，强化力量和耐力	75～90分钟	167

特定身体部位的序列体式

序列名称	说明	时长	页码
序列6：髋部	增加髋部的活动范围和强化髋部力量	45～60分钟	179
序列7：腘绳肌	拉伸和强化腘绳肌	45～60分钟	184
序列8：背部	增加灵活性和力量，缓解下腰背疼痛及不适	45～60分钟	189
序列9：膝盖	放松和强化膝关节	30～40分钟	191
序列10：上半身	释放肩部和颈部的紧张感	30～40分钟	194

在急切地想直接进入瑜伽练习之前，先投入些时间准备和了解本书所推荐的各种体式吧。本书中的第5～10章包含各种体式的详细、清楚的描述说明，主要是关于姿势排列的重要细节、体式建议、解剖重点和相关的作用及优点。即使你对某一体式很熟悉，认真阅读体式的描述细节也是很重要的——也许会有不同的练习体验。第11章介绍了许多序列体式，这些序列是根据期待的效果进行组合的。序列体式中包括从一个体式过渡到下一个体式的说明、动作保持时间和相关的细节。在开始序列练习之前，应该熟悉体式的姿势要求，并能够轻松练习每一个体式。如果你是为了加快损伤恢复而开始练习瑜伽，一定记得阅读第13章，因为你可能需要对序列中的一些体式进行改动。记住，规范的体式、呼吸和专注有助于长期安全地练习瑜伽。

前言

因为热爱跑步，所以跑者们跑步！跑步是一项极好的身、心结合的运动。轻松而有节奏的步伐，坚毅而专注的神情，感受每一步带来的喜悦和自由，没有什么比看到跑者传达的这些积极信息更鼓舞人心的了。然而，大部分跑者在自己的跑步生涯中都会遇到一些损伤，从而导致压力和不开心，一些跑者甚至会带着伤痛进行跑步训练。本书内容全面，有助于跑者恢复，使他们能健康地进行他们喜爱的运动。

根本没有因为身体太僵硬而无法练习瑜伽这回事；事实上，身体缺乏柔韧性的人反而收获会最多。瑜伽是一种个性化的运动，不像跑步那样需要经常练习以达到一定的量。瑜伽是一种能帮助身体达到一定水平的平衡和对称的催化剂。瑜伽适合每一个人。对一些人来说，柔韧性是练习瑜伽最大的收获；而对另外一些人来说，强化身体某些部位却更为重要。总之，每一位跑者都能从瑜伽的练习中获益良多。

跑步的影响

在全世界范围内，越来越多的人开始喜欢跑步。现在让我们来看一看跑步对身体的影响。跑者每跑步一英里（约1.6千米）的步数约为1 000步，对身体施加的力是他们体重的2～3倍。虽然跑步是脚接触地面，但对全身都产生影响。基于跑步步幅的效能，在某种程度上，跑步对所有的肌肉、肌腱、韧带和骨骼都有影响。因此，大部分跑者在跑步生涯中可能会持续出现以下相关部位的损伤。

- 脚
- 脚踝
- 胫骨
- 小腿
- 股四头肌
- 髂腰肌
- 腘绳肌
- 骨盆
- 髋关节
- 脊柱
- 手肘
- 肩部
- 颈部

跑步是一项重复性运动，会反复动用相同的肌群。所有的活动，例如步行和跑步，需要肌肉以和谐的方式进行收缩和伸展。当肌肉反复收缩时，肌肉纤维缩短，长期如此，肌肉保持着收缩状态。这种现象不仅限于跑步；更确切地说，这是人体运作的方式——反复性运用相同肌群，不断地收缩肌肉，会导致肌肉整体缩短。任何体育活动或静态动作都会产生这种影响。例如，腕管综合征是长期使用计算机和手持电子设备导致的问题，是一种重复性的肌肉拉伤，与手腕长时间保持特定姿势密切相关。随着肌肉不断收缩，肌肉骨骼系统产生失衡，且相关关节活动范围缩小。许多跑者的损伤是因反复性运动出现的肌肉骨骼系统失衡导致的。例如，紧绷的股四头肌外侧和虚弱的股四头肌内侧导致膝关节失衡，从而导致膝关节疼痛和所谓的“跑步膝”问题。

久坐的影响

所有跑者都知道跑步存在的不良影响。在跑步运动中损伤确实存在，但跑步的益处明显大于损伤风险。然而还要知道，许多跑者的痛苦不单单是由跑步导致的，跑步只不过是加剧了身体因为其他原因而导致的问题——例如久坐。

坐姿是当今职场最普遍、最常见的姿势，而很多职场人士经常是以不良的姿势坐立。人类的脊柱并不适宜长时间坐立，久坐是下腰背疼痛、颈部和肩部紧张的主要原因。长年累月保持某种身体姿势，最终使身体习惯性地形成这种姿势。随着年龄的增长，我们坐着的时间越长，这些久坐的身体姿势越发根深蒂固。

以下描述了久坐给身体带来的影响。

下腰背 大多数人坐立的姿势欠佳，这会给腰椎带来极大的压力，导致支持脊柱的脊椎骨被压迫，竖脊肌紧张。

核心力量 久坐使我们的身体习惯于让椅子支撑体重，而不是运用核心部位的肌肉来支撑。然而，正确的坐姿或站姿应该保持腹肌和背部肌肉收紧以支撑躯干，从而保持躯干挺直的状态。

肩部和上背部 当人坐在计算机前、桌前或车里时，上背部经常是拱起的，而且双肩抬高，胸部凹陷。这将影响整个脊柱的排列，使颈部和肩部肌肉收紧。肩部和颈部长期处于紧张状态会导致慢性不适、疼痛，甚至头痛。

臀部 在坐姿情况下，髋关节保持在90度，外侧回旋肌处于收紧状态。久而久之，向外转动股骨的能力减弱，髋关节活动范围缩小。臀部的紧张导致臀部整体疼痛和不适，而且也影响下腰背和膝盖。另外，髋部屈肌，包括股四头肌和髂腰肌，在坐姿时是收缩的，会进一步影响姿势，并导致下腰背问题。

腘绳肌 坐姿时，腘绳肌是暂停活动的，而且保持在缩短的状态，促使整体肌肉绷紧。考虑到很多人从学校毕业后，平日的工作中经常久坐，因而不难理解坐姿对腘绳肌产生的复合作用。紧绷的腘绳肌也会导致下腰背紧张和疼痛。

瑜伽是一种古老的健身方法。近些年，瑜伽深受人们欢迎和喜爱。瑜伽练习涉及各种姿势或体式，可以拉伸肌肉从而使肌肉骨骼系统重获平衡。瑜伽能促使身体恢复活力，产生微妙又深远的作用。通过瑜伽呼吸法，你可以进入微妙、富有力量且充满活力的世界，大量的疼痛和不适问题将得到缓解，针对具体的需要，坚持练习瑜伽，最后这些疼痛和不适将会消失。让本书陪伴你、指引你拥有一个更加健康的身体状态。本书不仅有助于你在日常活动中更轻松、更舒适和更自信，而且能让你更长久地参与喜爱的体育运动，同时让你成为一位更健康、更平衡的跑者。

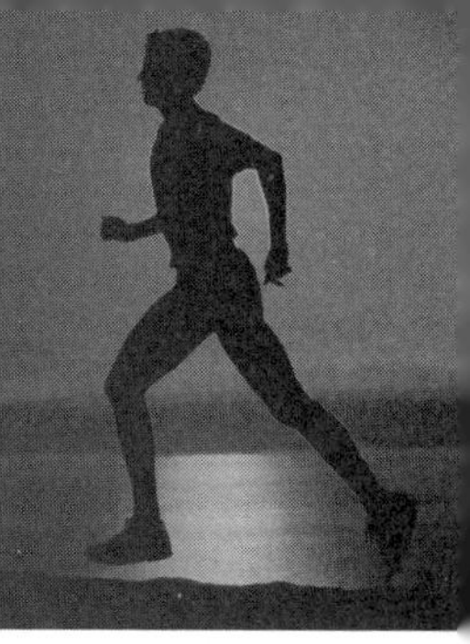

第1章

健康的身体

健康的身体能够使我们轻松应对日常的生活，免受疼痛和不适的困扰。健康的身体还可以提升我们的生活质量，给予我们足够的精力和耐力陪伴孩子、料理家务，并轻松应对生活中其他的任务。健康的身体给予人们应对生活和工作的能量。健康包括一系列可测量的健康值（例如，血压和胆固醇水平）和对疾病的免疫能力，还包括心理健康。良好的营养摄入是保持健康的保障。一项健身计划应有助于身体和心理的整体健康。

我们为什么跑步?

跑步是保持健康最流行的方式之一。根据美国权威机构——美国跑步协会的报道，在美国大约有360万跑者和400万健身步行者，而且这一数据逐年递增。近年来跑步比赛这一传统的、广受欢迎的赛事，开放报名后往往短时间内就满额了，而且这个时间在不断缩短。为了满足需求，跑步比赛的数量和种类有前所未有的增长，其中包括不同赛程的跑步比赛，以及专门为特殊人群设计的跑步比赛。

跑步如此流行是有原因的。因为跑步的花费相对便宜，几乎任何人都可以跑步，在很多地方都可以跑步，而且跑步能带来极大的健康益处。根据美国跑步协会对跑者的调查，人们因为以下原因跑步：

- 保持良好的体形（75.5%的女性；75.2%的男性）
- 保持健康（74.8%的女性；70.8%的男性）
- 缓解压力（62.4%的女性）
- 娱乐（58.9%的男性）

- 锻炼（25.3%的女性；22.0%的男性）
- 因为他们在学校时参加跑步比赛，且从未停止过跑步（15.2%的男性）
- 考虑到体重问题（13.8%的女性）

跑步的益处

我们都知道保持身材和维持健康是人们跑步的主要原因，这两个原因与跑步的益处有直接关系。让我们详细看一看跑步的益处吧。

管理体重 跑步是保持理想体重最有效的锻炼形式之一。跑步是一项充满活力的运动，每一英里（约1.6千米）平均燃烧100卡路里（约418焦耳）。所以，一天跑5英里（约8千米）可燃烧500卡路里（约2 100焦耳）。很多跑者因减肥而跑步，同时他们也因跑步而保持减肥的动力。

提升心肺健康 跑步有益于心脏，使心脏更强大和更健康。跑步可以降低血压和帮助动脉保持弹性。跑步还有助于改善血液循环和提高HDL（高密度脂蛋白胆固醇）。健康的心肺系统可以降低患心脏病和中风的风险。所以，跑步不仅可以改善我们的外在形象，而且能够提高身体整体的功能。

促进骨骼健康 跑步对身体的要求有助于保持肌肉量，使骨骼变得更强健。为保持健康、强健的骨骼，尤其是随着年龄增长，锻炼显得更为至关重要。需要肌肉对抗重力的负重活动特别有好处，包括站立的锻炼（例如跑步）以及一些使用自身体重或设备的训练方式（例如瑜伽和哑铃）进行锻炼肌肉。需要肌肉和骨骼承受重量的活动有助于肌肉和骨骼变得更强大，再结合健康的饮食，还可以降低患骨质疏松症的风险。

管理压力 当今的人们承受着巨大的压力，跑步成为处理压力负面作用的一种极好的方式。无论是考虑一些人生问题或是暂时逃避现实问题，随着跑步里程的增加，压力都能得到缓解。通常，一些看似无解的问题在跑步后都不再成为困扰。压力容易导致失眠，然而定期的跑步训练有助于改善睡眠和休息状况。

提高心理健康 跑步可以释放内啡肽，从而改善心情。这些荷尔蒙激素使人产生愉悦感，这就是所谓的“跑步者的愉悦感”，并且可以改善情绪。根据迈克尔·萨克斯和加利·巴福在《跑步治疗：一种综合疗法》（*Running as Therapy: An Integrated Approach*）一书中所写，跑步通常被用作临床治疗抑郁和其他心理障碍的方法。一些医生将跑步当作心理疗法，帮助临床患有抑郁的病人。跑步有助于减轻病人的紧张、抑郁和疲惫。

提高成就感　从小我们就习惯于去实现目标，很少有人会不喜欢实现目标后的成就感和自豪感。对于一名跑者来说，完成首次赛跑和越过终点线可使他产生极大的胜利感，提高他的自尊感和自信。逐渐地，从短跑进入长跑，从马拉松上升到超长距离马拉松，而且不断刷新个人最佳成绩——每一项新成绩的实现都伴随着自我满足感的提高。

提供社交机会　尽管人们一直都认为长跑运动员是孤独的，但是跑步可以成为一项非常有益社交的运动，尤其是如今出现了许多跑步诊所、跑步俱乐部、跑团，以及一些公司组织的跑步活动。许多长久友谊的产生都是来自跑步中的伙伴，跑步项目和跑步训练提供了很多社交机会。各种社交工具媒介使跑者不受地域限制，分享彼此对跑步的热情和喜爱。围绕跑步的一整套社交网络已经发展起来，例如可以通过分享经验的博客或其他网站结识更多跑者。

跑步简单　尽管许多店里出售高级的跑步装备，但跑步其实是一项非常简单的运动。在不需要太多跑步装备的情况下，几乎每个人都能在任何地方跑步。仅需一双好的跑鞋和一条人行道、沙滩或公园小路，你就可以跑步——不需要任何会员身份或昂贵的装备。

跑步具有如此多的益处，难怪近年来跑步人数大幅增长，而且对跑步上瘾的人也越来越多。

健康的身体

毫无疑问，跑步能带来极大的健康益处，但这项运动有时也会给跑者带来身体损伤。错误的跑步习惯会使人体僵硬、肌肉失衡，导致疼痛、不适和受伤。虽然跑步可能会导致身体的疼痛、不适和损伤，但也并不是其中唯一的原因。

例如，跑步姿势。每位跑者都了解正确的跑步姿势的重要性。上半身需要放松，臀部和腘绳肌要有足够的活动范围以使血液流动，而且核心部位肌肉得足够强壮以支撑活动中的躯干。

然而，我们的习惯姿势根深蒂固，一些平时养成的身体习惯在跑步时还在起作用，如此就进一步加剧了因久坐产生的负面影响。主要是在坐姿时，臀部呈90度锁定，而在跑步时臀部只会进一步紧绷，而且腘绳肌同样如此。下腰背也因坐姿受到挤压，会因跑步的承重作用更加受到压迫。

记住，跑步最主要的一个原因是强身健体。一个健康的身体——大多数情况下，是无损伤、无疼痛的。一个健康、健全的身体能活动自如，保持有足够的精力，能满足生活对体能的要求。看看下面这些情况，你是否认为这就是一个健康人的特质呢?

- 轻松跑完26英里（约42千米），但是弯腰系鞋带有困难
- 每天早晨醒来感觉身体僵硬，并伴随一定程度的疼痛
- 跛行
- 慢性疼痛

当然，不是这样的！一个身体健康和希望获得健康身体的人能够读出身体发出的警告信号，从而意识到何时该降低训练强度。健康的肌肉应在柔韧性和力量之间取得平衡，支撑骨骼系统而不是牵引骨架结构脱离正确位置。健康的肌肉和关节应该相互促进运动而不是形成阻碍，健康的关节应该可以在其合理范围内自如地活动。

因此，在本书中，健康、健全的身体被定义为以下几个因素之间的平衡。

- 柔韧性
- 耐力
- 力量
- 心肺耐力

本书从整体的健康和平衡的角度来定义健康，并给出了一套针对消除许多日常疼痛和不适的训练。本书有助于使身体恢复到平衡和体形匀称，帮助身体从活动受限和能量损耗的极度紧绷和虚脱中释放和恢复。当身体恢复到相对平衡状态时，许多烦人的疼痛和不适，或仅仅因年龄原因出现的疼痛，就会减轻，甚至最终消失。只有在此种状态下，身体才是真正的健康，而且只有如此，受伤的风险才会降低，我们才可以继续跑步！

参考文献

Sachs，M，G. Buffone. *Running as Therapy: An Integrated Approach[M]*. Northvale，N.J.: Jason Aronson，1997.

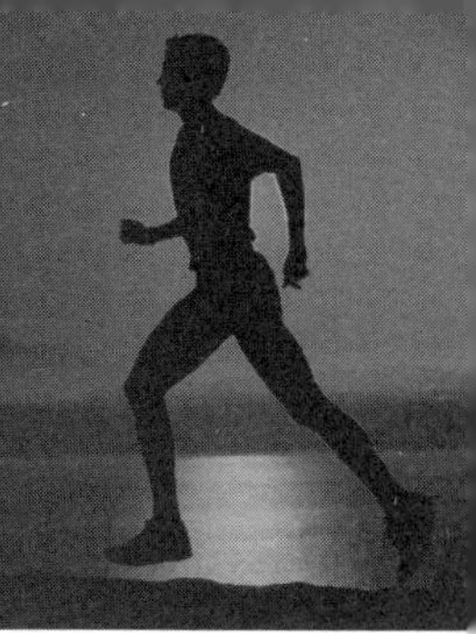

第2章

跑步与瑜伽的关系

一个有着五千年古老历史的训练方式为何在当今这个时代形成热潮？显然，人们因为各种原因而被瑜伽吸引。但让人们坚持练习瑜伽的却是练习完瑜伽之后的感觉。想要远离高强度有氧运动，对更具有整体性和疗愈效果的训练形式感兴趣，以及人口老龄化，都有可能成为人们对瑜伽越来越感兴趣的原因。随着瑜伽变得更加流行，瑜伽已经进入业余和专业运动组织、公司董事会、学校甚至监狱，以及其他很多地方。本章我们专门讨论为什么跑者需要练习瑜伽。

瑜伽对跑者身体的作用

一般跑者都不愿意尝试瑜伽，最常见的担忧就是认为自己的身体不够柔软。尽管一些课程宣传“针对跑者开课，不需要任何瑜伽经验”，但第一次参加瑜伽课的跑者还是会询问瑜伽课上是否都是身体柔软又灵活的人。这很正常。这些担忧可能是很多跑者们受到许多在媒体上看到的高级瑜伽体式的影响，认为在练习瑜伽时，身体需要弯曲得像个椒盐卷饼。

这不是真相。瑜伽适合任何身体类型，可以在任何年龄、任何身体条件下练习，而且身体越僵硬的人受益会越多。尤其对跑者来说，训练计划中加入瑜伽会更相得益彰。

因为反复性的动作和肌肉骨骼的失衡，跑步易导致受伤。从身体角度来说，瑜伽可恢复身体平衡，与跑步完美互补。跑者练习瑜伽通常是为了解决一些具体问题，比如提高柔韧性或帮助损伤修复。然而，许多人对瑜伽向他们打开的新世界感到震惊，例如增强了肌肉力量，用到了他们从来不知道的肌肉。让我们具体了解一下瑜伽对跑者在身体和心理方面的作用。

身体作用

瑜伽包括的不仅仅是体式。虽然如此，瑜伽带来的身体益处吸引着许多人参加瑜伽课。以下总结了跑者可以从瑜伽练习中期待的收获。

柔韧性 许多跑者把提高柔韧性作为开始瑜伽练习的首要原因。这是一个不错的原因，因为瑜伽能拉伸紧绷的肌肉，从而提高相关关节的活动范围。柔韧性的增加能减少身体僵硬，带来更轻松的活动，并减少许多恼人的身体疼痛和不适。

力量 与跑步相关的方面，跑者通常都很强壮。然而，跑步只牵涉下半身和平面运动——矢状面（例如，向前和向后）。因此某些肌肉变得强壮，然而另外一些肌肉则因得不到充分锻炼，依然虚弱。跑者的腿一般都很强壮，但当保持一个站立瑜伽姿势时，他们很吃惊自己的腿就像果冻一样发软。这只是因为一个正确的瑜伽姿势会运用到多方面的肌肉。很快感到疲惫和肌肉虚弱的人，以及在练习时喊着要放松的人——都有“果冻腿”的问题。

过度紧绷的肌肉也是虚弱的肌肉。为了充分发挥作用，肌肉得根据需要进行收缩、放松和延长。如果你的手长期处于收缩状态，例如握拳头，那么手的功能会严重受损。健康的肌肉能够在合理的活动范围内活动。.

此外，跑步主要运用臀部及以下肌肉，而均衡的瑜伽练习涉及全身运动，跑步没有运用到的肌肉也能得到加强——具体指手臂、上部躯体、腹肌和背部。

而且，瑜伽用身体体重制造阻力来对抗重力，加强肌肉和骨骼力量，对整体健康至关重要。肌肉通过各种收缩和伸展、结合休息和良好的营养摄入得到加强。跑步主要强化腿部，而平衡的瑜伽练习收缩并拉伸全身肌肉。例如，平板式——一个非常基础的体式，需要很多肌肉的参与；否则，重力作用会导致腹部、臀部和上半身下沉。

锻炼上半身和核心部位有助于改善日常活动中的身体姿势，还有跑步时的姿势。而且，强健的核心部位有利于手臂和腿部更有效地活动，形成更佳的整体身形，且不易疲惫，腿部承受较少重力，从而减少受伤的风险。强健的核心部位可以成就一位强大的跑者！

此外，身体强壮的一个“副产品”是有更强的肌肉张力。瑜伽有助于塑造让关节活动灵活自如的修长利落的肌肉。

生物力学平衡 一些肌肉过度使用，而另一些肌肉则缺乏锻炼，这样会导致肌肉失衡，进而影响整个肌肉骨骼平衡和破坏生物力学效率，最终导致疼痛和受伤。

根据活动不同，肌肉要么收缩（即主动肌），要么拉伸（即对抗肌）。比如握拳，然后举起前臂，肱二头肌收缩，肱三头肌拉伸。如果想要引人注目的肱二头肌，反复做肱二头肌卷曲运动使肌肉拱起，那么肱三头肌将缩短，导致无法伸直手臂。

健康的平衡就是既有收缩又有拉伸，维持肌肉的均衡和功能。比如拉伸腘绳肌，股四头肌会收缩。这种相互协调的活动不仅使腘绳肌的拉伸更深、更安全，而且能加强股四头肌，尤其是股四头肌内侧，许多跑者的股四头肌内侧都很虚弱。这对跑者至关重要，因为腘绳肌最可能需要拉伸延长，而通常虚弱的股四头肌内侧则需要增强。

一个做法正确、看似简单的瑜伽体式需要相对肌群的均衡活动。保持姿势，一些肌肉需要拉伸，另外一些肌肉则需要收缩。这样力量和柔韧性之间自然平衡，久而久之能形成生物力学平衡。这就是跑者可以从定期瑜伽练习中收获的主要益处之一。

每一个瑜伽动作都需要身体稳定（肌肉收缩和增强）和身体移动（肌肉拉伸和延长）之间的平衡。任何时候都不仅仅只使用到一个肌群，即使最简单的瑜伽体式都需要唤醒每一个身体部位。下犬式是展示这一点的典范。以下是下犬式这一基本体式所涉及的主要肌肉活动。

稳定性（力量）

- 手臂：双手、手腕、前臂、肱三头肌、三角肌
- 后背：下斜方肌、前锯肌
- 腿部：股四头肌、胫骨前肌（胫骨前侧）

移动性（柔韧性）

- 手臂：手指、肱二头肌
- 后背：背阔肌、脊旁肌（后背的表层和深层肌肉）
- 腿部：腘绳肌、小腿、跟腱

平衡的瑜伽练习需要动用全身大部分肌肉来完成动作。同时，关节也随着相应的肌肉的收缩或拉伸而充分活动，从而完成动作。这样，肌肉得到锻炼，最终获得较好的身体姿态，跑步成绩得以提高并能较少受伤。

一项从内到外的全身运动 瑜伽运动涉及每一块肌肉和所有关节。瑜伽练习需要动用全身肌群，包括手和脚趾上的小块肌肉、腿部和躯干上的大块肌肉，以及腘绳肌这样的表层肌肉，而且还有从表面看不见的其他身体肌肉。在观察一个人做下

犬式时，你可以明显看到背部的表层肌肉在拉伸。深层脊旁肌的延长就不那么清晰可见，它给脊柱间留有空间，并给脊椎骨减压。

而且除了肌群，所有的身体系统在瑜伽中都能得到锻炼，包括心肺系统、呼吸系统、骨骼系统和内分泌系统。另外，通过瑜伽中的呼吸和动作，内在器官也得到按摩和充氧。

充满能量的身体 许多锻炼消耗身体储存的能量，而瑜伽练习则是向血液中输氧并产生更多能量，使身体和心灵得到恢复，富有活力。瑜伽给身体提供了一种从跑步消耗中积极恢复的方式。

改善呼吸 肺活量对跑者最重要，因为肺活量让跑者能够维持规律的呼吸节奏。

肺活量越佳，越多的氧气在系统中循环，就越有利于长跑。然而，跑步和其他有氧运动只是快速的、浅层的呼气和吸气。这只运用到肺部的上端，而肺部的中间和下部分并未使用到。瑜伽的呼吸是缓慢、深层地吸气，然后长长地呼气，运用到肺部的上端、中间和下端。瑜伽呼吸已经被证实可以提高肺活量，而肺活量的提升可以增加耐力和改善整体运动成绩。

通过呼吸，把氧气带给体内细胞，创造宝贵的生命力。呼吸在瑜伽练习中非常重要。但是屏气会出现内在的紧绷、紧张和焦虑，深呼吸释放紧张，减少压力和焦虑，帮助身体放松地进入体式，尤其是那些具有挑战性的动作。有意识的呼吸增加了全身系统中的氧气，使身体充满活力。

心理作用

专注瑜伽体式，体式和呼吸结合，从而改善身体和心理状态。以下是对瑜伽产生的心理作用的总结。

身心合一 跑步与瑜伽有异曲同工之妙。瑜伽要求练习者身体协调、专注呼吸。跑步，尤其是长跑，有着同样的要求。可以看到，瑜伽练习产生的觉知力有助于在参加具有挑战的跑步比赛时保持专注和平衡。

身体觉知 作为一名跑者，你需要了解身体与跑步运动的相关联系。瑜伽要求对整个身体保持觉察和意识，从头到脚趾（包括动态瑜伽体式的大幅度运动和在呼吸时涉及的微小动作），以及从大块肌肉到小块肌肉。瑜伽初学者很快能意识到瑜伽锻炼全身。

平静的心境 “心猿”是指思维从一个想法跳入另一个想法——就像猴子从一棵树上跳到另一个棵树上。“心猿”状态下的人不满足当下，而在那里思前想后。

瑜伽体式要求专注身体，从而带来心绪上的平静。瑜伽课一般包括至少几分钟的静坐和简单呼吸。通过静坐和观察呼吸这种简单的行为，可以消除、排除各种思绪。在瑜伽练习中获得的心智控制的能力，有助于平静和轻松地跑步。

减缓压力 所有形式的体育活动都有助于缓解压力，瑜伽尤其如此。瑜伽练习能帮助人们从压力中脱离，提供急需的休息和放松时刻。专注运动和呼吸可使人从导致压力的日常事务中逐渐摆脱出来。瑜伽练习能带来清晰的头脑，从积极的角度应对事物，所以问题通常就显得不那么十万火急了。在心理层面，瑜伽练习刺激副交感神经系统，使身体和心理释放压力，并获得疗愈。

练习瑜伽对跑者的益处

瑜伽通过身体各种姿势的运动恢复身体的平衡和体形匀称，尤其是专门针对跑者的序列动作。

许多跑者甚至能从一节课的瑜伽练习中收获巨大的好处，他们通常会说感觉自己变高了，下腰背舒适多了，而且在跑步和日常活动中更加具有身体觉知力。参加一节专注臀部和腘绳肌的瑜伽课后，许多跑者在下次跑步时吃惊地发现步伐更流畅、轻松了。

跑者热爱跑步，而瑜伽是保持跑者健康跑步的“最佳伴侣”。在每天和每周的例行训练中加入一些瑜伽体式将收获以下好处。

更有效地跑步 瑜伽对于跑者最大的好处之一是能使之更有效地跑步。正如前文所提到的，瑜伽拉伸和延长肌肉，所以肌肉在跑步时变得更加柔韧和更有效运转。这可以使肌肉僵硬度降低，关节活动范围增加（例如臀部、肩部、脚踝和脊柱）。更确切地说，增强的腘绳肌和髋关节活动范围使步幅更大，跑得更加顺畅。另外，肌肉的增强和延长有助于稳定骨架，加快跑步速度。

灵活的关节只要较少的能量便能实现更广的活动，灵活的身体能带来高效能的活动。所以，在一整天的活动中会更轻松，运动表现得到提高，跑步变得不再那么累，而是更有乐趣。

最后，交感神经系统和副交感神经系统的平衡使身体在跑步中更加放松。当我们放松时，供氧能力得到加强。

修复和预防损伤 通过瑜伽提高了身体的匀称度、对称和平衡感，有助于在修复顽固的、慢性的和复发的损伤的同时预防新的损伤。瑜伽体式帮助调整膝关节，同时拉伸脚弓，增强减震作用，这可降低跑步的承重效果。活动范围的扩张还可以减缓关节的退化，跑者可以享受更长时间的跑步。

跑者常常把许多恼人的疼痛和不适作为日常生活的一部分。他们经常吃惊于瑜伽练习是如何根除许多难以摆脱的不舒适感的。例如，令人不安的下腰背慢性疼痛，常因腘绳肌、髋部屈肌和附着在骨盆上的肌肉的柔韧性提高从而释放腰椎（下腰背）的压力而消失。

赛后恢复 比赛后练习瑜伽能帮助消除乳酸堆积而导致的僵硬。马拉松赛跑后参加瑜伽课的跑者对他们身体恢复的速度感到吃惊不已；很快他们上下楼时不再出现疼痛和僵硬感。恢复时间缩短，跑者能够以良好的健康状况很快返回赛道。

以下是练习数周瑜伽的跑者给出的评论。

- 脚步变得更轻了
- 跑步时更加注意姿势和双肩
- 更加注意日常的身体姿势和计算机前的坐姿
- 呼吸更加协调、顺畅
- 感到更强壮了
- 感觉更轻松、放松
- 睡眠质量提高
- 疼痛和不适感减少

很多人跑步是为了提升健康水平。瑜伽练习带来的身体和心理益处能够扩展和完善跑步的单一健身效果。另外，跑步受伤的风险较高，练习瑜伽可帮助跑者保持健康和坚持跑步计划，而且瑜伽也能提高跑者的跑步能力。

把瑜伽作为交叉训练

受伤的跑者经历着高度的挫败感，数着天数盼着身体早点恢复，直到能够返回赛道。此时，跑者通常转向选择一些其他运动作为交叉训练，例如骑行或游泳。这些备选活动使受伤的肌肉得到休息，剧烈的疼痛逐渐减退。因为损伤的性质不同，一些损伤在重新跑步后会复发。这代表着没有正确处置受伤部位。

交叉训练是锻炼不同肌群的一种好方式，而且可以降低重复性劳损或过度使用导致的损伤。瑜伽是一项极佳的交叉训练，因为瑜伽有助于消除跑步产生的负面影响——不是仅仅让肌肉休息不动，瑜伽能帮助身体恢复，实现更加对称、匀称和平衡的身体状态。随着身体朝好的方向发展，恢复受伤的身体劳损就会好转，经过一段时间，伤痛部位也逐渐痊愈。效果因人而异，因为每个人的情况不同。

许多跑者在受伤后想试一试瑜伽，期望瑜伽是一剂良方，立马改善身体状况，这是不现实的。定期地、有耐心地进行正确而且平衡的瑜伽练习也要经过一段时间才能获得疗效。在每周的训练计划中穿插瑜伽练习，需要在较长一段时间之后才能看到交叉训练的效果。而且，瑜伽是跑步后积极恢复身体的最佳方法，提供身体下次跑步所需的能量，这样身体就不会疲惫和出现跑步时没劲的情况。

虽然不能保证跑步时不受伤，但定期的瑜伽练习是降低损伤风险或治疗损伤的安全做法。如今许多跑者已经体验到瑜伽带来的极大收获，而把瑜伽练习纳入每周训练计划中的人收获最大。定期练习瑜伽一段时间后，无论跑步里程多少，跑者都会对自己保持无损伤跑步感到惊叹。

参考文献

Desikachar，T.K.V. *The Heart of Yoga[M]*. Rochester，VT: Inner Traditions International，1995.

Iyengar，B.K.S. *Light on Yoga[M]*. New York: Schocken Books，1966.

Iyengar，B.K.S. *The Tree of Yoga[M]*. Boston: Shambhala Publications Inc.，1988.

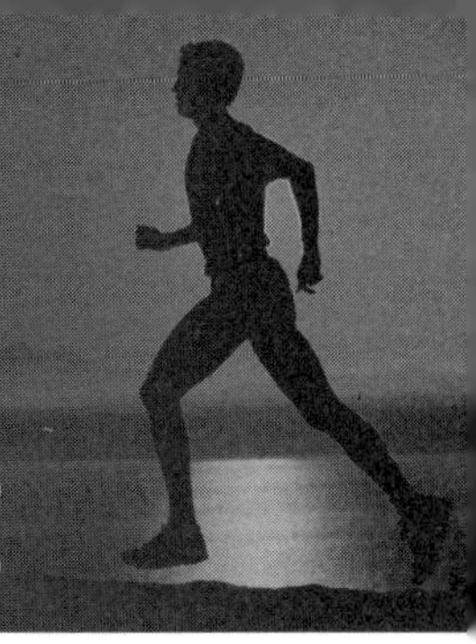

第3章

呼吸

呼吸即生命！从来到世上开始到生命的尽头，人一直在呼吸。呼吸是人体最基础的自发反应之一；就是说，呼吸是不需要指导的自动化行为。婴儿时期的你就会自然呼吸——平静时以放松的方式呼吸，当需要集中注意力时喘着气呼吸。观察婴儿睡觉非常具有启发意义：婴儿的腹部因吸气而扩张，呼气而放松。这种呼吸方式叫作自然呼吸或腹式呼吸，可产生舒适和放松的状态。腹式呼吸舒缓、轻松且安静。这种呼吸使用肺部的上半部分和下半部分，扩展肋骨之间的肋间肌，并运用到呼吸过程中一个关键的肌肉——横膈膜。

随着年龄的增长，学会应对日常生活的压力，你的呼吸模式就会发生变化。放松的腹式呼吸被遗忘，取而代之的是较浅的胸式呼吸，只运用到肺部的顶端部分，下侧肋骨、腹部和横膈膜没有随呼吸而活动。浅呼吸剥夺了身体所需的氧气，缺氧导致身体进入低能量水平、肌肉紧张，甚至引发心脏病。浅呼吸与深呼吸不同，浅呼吸使上半身、颈部、下颌和脸部紧张。

作为一项有氧运动，跑步可以提高肺活量——尤其是高强度、高要求的训练。然而，有氧代谢的呼吸是通过口腔进行快浅的呼气和吸气。瑜伽练习有意识地扩大和控制呼吸，是提高有氧代谢能力的一种绝佳的方法。但有意识地放缓和加深呼吸对跑者来说通常是一项挑战。在瑜伽练习中进行一些瑜伽深呼吸或单独进行呼吸练习对跑步极有益处。深深的腹式呼吸可扩大肺活量，呼吸控制有利于提高耐力和毅力，从而使跑者跑得更快且不易疲惫。

瑜伽呼吸

瑜伽呼吸练习叫作呼吸法、调息。

深深的瑜伽呼吸应仅在呼吸练习和瑜伽练习时使用，而不应在跑步时使用。跑步需要大量氧气，你会通过口腔进行短促呼吸。练习瑜伽呼吸将自然增加肺活量，提高呼吸意识，从而提高跑步成绩。

或许跑者起初不会因改善呼吸而被瑜伽吸引，但是许多人在练习了瑜伽之后惊讶于瑜伽呼吸所带来的深远影响。正是深呼吸结合瑜伽动作才产生了令瑜伽初学者感到惊叹的平静。瑜伽呼吸技巧无疑对运动员具有益处：不仅能提升跑步能力，同时可帮助他们更好地应对日常生活的压力。

瑜伽呼吸对跑者的作用

更具体地说，瑜伽呼吸的充分呼气使肺部从上端到底部放空，深深地吸气使整个肺部从下到上充满空气。瑜伽呼吸对身体和寿命的作用不断得到验证和研究。而且，我们都了解压力和疾病之间的关联，瑜伽呼吸通常可作为一种缓解压力的方法。

瑜伽呼吸两个重要的作用在于它对相关肌群和横膈膜的影响。瑜伽呼吸运用到两个主要的肌群——横膈膜和肋间肌。呼吸时这些肌肉轻轻地活动有助于保持它们的柔韧和弹性。浅的胸式呼吸没有运用这些肌肉，导致其缺乏活动，因而僵硬和虚弱。腹部通常处于持续紧张的状态，腹式呼吸还可以使其得以放松和舒缓。

瑜伽呼吸比一般呼吸可吸入更多的氧气，呼出更多的二氧化碳。因为肺部底部有更多的毛细血管，在每一次的瑜伽呼吸中更多的氧气得到循环，更多的二氧化碳被排出。这样，瑜伽呼吸可强化肺部和横膈膜，增强心肺功能。

吸气时，肺部扩张，横膈膜收缩并向下移动；呼气时，肺部收缩，横膈膜扩张并向上移动。这些活动使横膈膜按摩内脏，且流动的、新鲜富氧的血液给内脏带来活力。淋巴系统在我们的免疫系统中担任主要角色，依赖肌肉运动收集和排除身体的毒素。因此，这些活动也改善淋巴循环，提高免疫力，帮助身体排毒。

以下是瑜伽呼吸产生的一些附加作用。

- 减轻颈部和双肩的慢性紧张
- 减缓压力、肌肉紧张、焦虑甚至恐惧
- 释放内啡肽，内啡肽有助于缓解因疼痛和不适（头疼、失眠和背疼）产生的压力
- 降低血压
- 提升呼吸，整体改善哮喘或其他肺部问题

- 增加血液细胞中的氧气，对细胞结构和新陈代谢至关重要
- 增加全身血液循环，产生更多能量
- 有助于保持头脑清晰和精力集中
- 有利于睡眠

瑜伽呼吸对跑者的益处

除了改善跑者的整体健康，瑜伽呼吸还能给跑者带来巨大的有关跑步的益处。鉴于有氧运动能增加肺活量，瑜伽呼吸能进一步提高和增加肺活量。有意识的呼吸技巧运用到肺部的上部和下部，能更有效地向血管传输富氧的血液，增强心肺功能，从而提高运动成绩。

学习有意识深呼吸能够提高整个训练期间的呼吸觉察能力，有助于跑者在跑步时维持均匀和可控的呼吸，防止肺部虚劳。呼吸效率提升后，向肌肉中输送的氧气增多，所以肌肉更加放松，减少了肌肉抽筋的现象，身体运作更加自如且不易疲惫。

第1章详细介绍了人体姿势和脊柱排列因久坐在计算机前而发生的变化。胸部凹陷塌下和上背部拱起，这些不良的姿势在肌肉中形成记忆，这会降低身体效能和限制肺部充分扩展。改变身体姿势，使上半身保持挺直，双肩远离耳朵，胸部扩张。这一简单的改变在胸腔产生更大的空间，所以肺部不会受到阻碍，能使人更容易深呼吸。最后，在站立、坐立和跑步时养成这一良好习惯。

另外，瑜伽呼吸能帮助平衡植物性神经系统。中枢神经系统不知不觉地调整着身体内在系统，其有两个分支：交感神经系统和副交感神经系统。交感神经系统通过让人体分泌荷尔蒙肾上腺素，使心率和血压升高，减少血液进入肝脏、膀胱和肾脏，增加进入肌肉的血流量（暂时产生较大的肌肉力量）。肾上腺素极速上升使人在一段时间里感觉良好，但是当能量用尽时，身体会疲惫、瘫软。

副交感神经系统与身体疗愈和营养吸收有关。其减缓心率和呼吸，刺激消化器官吸收食物营养和储存能量，刺激免疫系统。副交感神经系统兴奋使人容易进入平静和深度睡眠状态，促进细胞生长和再生，对健康至关重要。

就本质而言，跑步刺激交感神经系统。无论是在寻找食物或是躲避敌人时，跑步都是一种交感神经系统兴奋的行为反应。快节奏和充满压力的生活进一步刺激交感神经系统。为了整体健康和幸福，交感神经系统和副交感神经系统需要形成平衡。在平衡状态下，人能够快速且轻松地应对各种挑战，而且在不需要防御机制的时候能够放松休息和保持平静。

瑜伽呼吸是刺激副交感神经系统的方式之一。因此，瑜伽在有助于恢复身体更好的平衡和匀称的同时，也让中枢神经系统实现更好的平衡。

生活常常充满压力，如何管理压力决定了身体的整体状况。虽然跑步是管理压力的一种极好方法，但是瑜伽和瑜伽呼吸是提高整体健康和幸福的另外一种方法。中枢神经系统更加平衡将有利于其更好地服务于你，让你在需要行动时能够快速做出反应，其他时候则心率放缓促进疗愈。

卡波的故事

在了解了瑜伽给许多跑者和运动员带来力量、柔韧性和平衡力等方面的身体益处后，我开始对瑜伽感兴趣。我扭伤的左侧内收肌（内侧腹股沟）已经康复，所以最主要的关注点是锻炼失衡的肌肉和在完成半程马拉松训练时避免受伤。几周的瑜伽练习后，我完成了8千米赛跑，很吃惊我的内收肌没有那么酸痛，而且很快从赛后恢复。很快，瑜伽成为必需的训练，我从心底里认为这是一种明智的做法。我认识到瑜伽会使我更健康、更长久和更强壮地跑步。

在开始瑜伽练习之前，我没有想到瑜伽的另外一个益处是对呼吸的影响。学会深呼吸，尤其是在做一些运用僵硬肌肉的姿势时很有帮助。把深呼吸融入日常的生活和跑步中，当注意到自己在上下班的地铁上做着深长的呼吸时，我开始意识到我的呼吸习惯发生了变化。而且我发现，在跑步时呼吸变得更易控制和舒适，尤其是在进行山坡跑步训练时，因为在连续9次爬坡跑步后身体和心理可能非常劳顿。我经常提醒自己注意观察呼吸，只要我的呼吸处于控制和放松状态，其他的事情将会很容易。

瑜伽呼吸的基础知识

呼吸法包括多种呼吸技巧，这些技巧涉及吸气与呼气比例、屏息和腹部起伏动作，应在合格的指导者的指导下练习呼吸技巧。然而，本书此处介绍的两种呼吸技巧安全且容易执行。

瑜伽呼吸是通过鼻子吸气和呼气。跑者习惯用嘴呼吸，所以在开始时可能会有些不习惯。花数分钟专门观察呼吸有助于呼吸练习和瑜伽练习。呼吸连接内脏身体和外在世界。呼吸在每一天，甚至每天的不同时段都会不同。通过简单的觉察，你会注意到呼吸模式根据心情而变化：有时吸气或呼气可能比平时更顺畅或更费力；

呼吸系统的一侧或许比另外一侧扩大得更大。对呼吸保持关注一会儿后，呼吸会变得更缓慢、更富有节奏和更平和。

呼吸训练时，专注呼吸，试着避免胡思乱想。想法、思维出现在头脑中时，不带评判地观察它们，但是不要陷入思维，它们会自动消失。我们的目的在于专注呼吸——即有意识地呼吸。

腹式呼吸

当负面思维在大脑中挥之不去时，当你感觉有压力、愤怒或焦虑，或者失眠时，腹式呼吸是可以使用的极其有效的方法。在比赛之前精神非常紧张时，进行几分钟的腹式呼吸也是非常有益的做法。

大多数人长期处在保持腹部内收的状态，这会导致呼吸时胸部上侧活动而腹部不活动。顾名思义，腹式呼吸需要在放松状态下腹部参与呼吸活动（就像婴儿那样）。吸气时，腹部扩张，向外移动；呼气时，腹部放松，向内移动。腹式呼吸涉及横膈膜、腹肌和肋间肌的活动，是充分、深层和自然的呼吸。

喉式呼吸

“Ujjayi”这种呼吸技巧的字面意思是“胜利的呼吸”或“力量呼吸”。因为该呼吸方式发出明显的声音，所以通常也叫作“发声呼吸”。喉式呼吸控制气流的吸入和呼出，增加氧气吸入。不同于腹式呼吸，喉式呼吸时运用到腹肌，增加腹腔内的压力以支撑脊柱，这就是在瑜伽练习时运用喉式呼吸作为辅助呼吸的原因。你也可以在感觉疲惫或没精打采时用这种呼吸来增加能量。

喉式呼吸时可有意识地缩窄喉咙后部的通道，控制气流的吸入和呼出。略微收缩喉咙后部的呼吸通道产生喉咙的略微关闭或缩窄。喉式呼吸涉及声门的半闭合，声门是两片声带间的区域。随着空气通过喉头和越过声带，特殊的气音就出现了。

倾听呼气和吸气时发出的声音，使气息和声音尽可能地均匀和平稳。虽然喉咙后部收缩，但依然柔软。呼吸不应感到压迫，呼吸声听起来不应有攻击性或声音过大，应该温柔和舒适。

呼吸练习

你可能认为呼吸应该是天生的，其实学习瑜伽深呼吸需要时间和耐心。很重要的一点是，放下期待和判断，简单地享受这一体验。在开始练习时，你可能感觉呼吸不深，但是随着不断练习和觉察，自然会得到提高。

因为呼吸是一种自动反应，所以让自己保持“只是去呼吸”的想法经常容易被遗忘。然而，把呼吸当作练习，觉察呼吸如何进行很重要。为了感受到更轻松的体验，或者对该训练比较陌生时，开始时躺下练习或许更容易些。如果你有长枕的话（一个长方形的垫子，经常用在瑜伽练习中），可以使用，或者把一张毯子折叠成大约3英寸（约7.6厘米）厚、5英寸（12.7厘米）宽、30英寸（约76厘米）长。然后把另一张毯子折叠成小方形，做成一个枕头。

身体平躺下，让腰椎到头部靠在长枕（或折叠的毯子）上，然后小枕头放在头部下面。头部应高于心脏，下巴向下，双腿伸直；但是如果下腰背出现疼痛，则弯曲双腿，双膝靠拢，双脚打开与臀同宽。肩胛骨下沉，让上臂垂落在长枕（或折叠的毯子）上，双臂在身体两侧放松。参见图3.1。

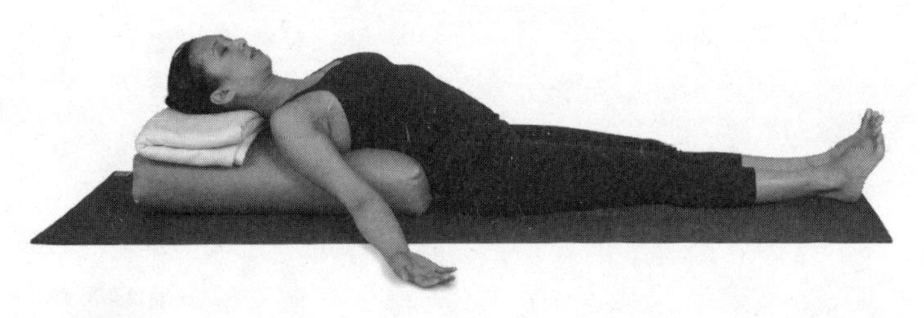

▶图3.1　平躺姿势

该姿势用长枕支撑脊柱，能开阔胸腔，消除脊柱上的压力，有助于深呼吸。大多数人在做这样一个不费力的姿势时感到舒适，所以如果没有感觉到很放松，则应适当调整姿势直到不费力。

呼吸练习时也可以坐着。如果你选择这种方式，最好坐在有一定高度的垫子（可以是一个折叠的毯子）上。盘腿坐立，确保坐骨均匀着地，然后上提胸骨。向后放松臂骨，肩胛骨向下放松，胸腔打开，如同身体躺在长枕（或折叠的毯子）上一样地打开胸腔。之后，移动肋骨和腹部支撑脊柱，在延伸颈部后侧时下巴略微下收。放松大腿内侧。参见图3.2。

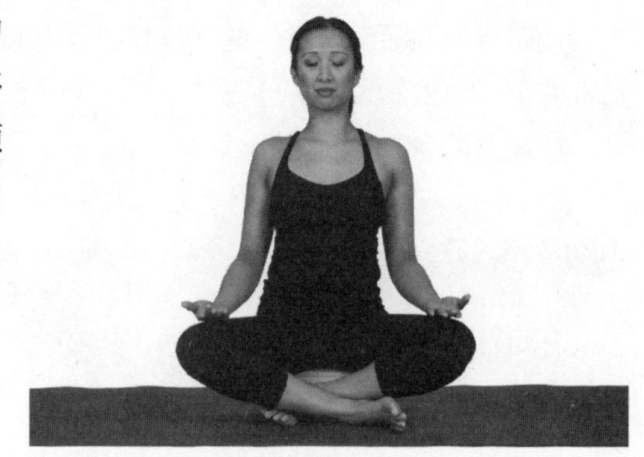

▶图3.2　坐立姿势

当进入坐立或平躺姿势后，下面这些关键点将有助于指引你进行呼吸练习。练习哪种呼吸技巧取决于你的目标。如果想减压，获得平静和休息，可选择腹式呼吸；如果准备练习瑜伽或变得有活力，则练习喉式呼吸。任何一种呼吸方法在任何时候都可以安全地进行练习——重要的是进行深深的横膈膜呼吸。

觉察 练习呼吸技巧的第一步就是觉察，觉察你呼吸的自然规律。起初几分钟，舒适地躺在长枕上，让身体和思维平静下来。注意觉察，你呼吸的方式：呼吸的深度如何？呼吸是顺畅的还是困难的？胸腔或腹部是否移动？身体左右两侧移动是否对称？吸气和呼气是否等长？感觉是否轻松？不带干涉和判断地觉察你的呼吸质量。

练习腹式呼吸 随着腹部从内收状态完全放松，把双手放在下腹部，肚脐下方。用鼻子呼气和吸气。吸气时，感受腹部扩张，手跟着上升的感觉。呼气时，感受腹部收缩。重复这一练习，尝试吸气时腹部再扩大一点，呼气时腹部放松落下。不要推着腹部上升或落下，应使腹部随着肺部充满气体和排出气体而做出缓慢而有节奏的活动。可以随时单独地练习该呼吸技巧，或根据上文描述的方式选择练习，也可以在开始喉式呼吸之前进行几次腹式呼吸。

练习喉式呼吸 双手掌放在两侧躯干上，指尖轻轻对碰。通过内收肚脐，缩小两髋骨前侧、耻骨和肚脐之间的距离，收紧腹肌。收缩喉咙后部使喉部产生气音。双手分别轻放在胸腔两侧，吸气时，感受胸腔在双手下面扩张，双手指尖分开。呼气时，胸腔收缩，指尖触碰在一起。

指导呼吸 开始使呼吸顺畅和有规律。逐渐朝更顺畅和更有节奏的方向指导呼吸。延长呼气可以从上到下地完全排空整个肺部内的气体，吸气时使肺部从下到上充满气体，胸腔扩张。让呼吸的气音指导呼吸。使吸气和呼气的长度、力度和感受相似，实现呼吸的流畅。

给自己时间 开始时，给自己10～15分钟时间练习呼吸技巧。选一个不受打扰的地方，意味着没有手机、电视或广播，没有音乐、孩子、猫、狗——基本上是排除一切会引起分心的事物。起初会觉得时间漫长，但是随着不断练习，你很可能喜欢练习时间更久一些。

选择一天中的某一时刻 一天中何时进行呼吸练习完全取决于自己。早上醒来练习呼吸有助于清醒头脑和磨炼心智。睡觉之前进行练习是消除压力和使身体与大脑准备休息的有效方法。白天时，呼吸练习有利于减压以及给身体和心灵补充能量。记住，该呼吸训练可以在任何时间、任何地方练习。当你感觉疲惫时，当堵车时，当你拼命赶任务时——每当处于压力情景下，试试用呼吸练习给你力量。

进入体内 身体外部开始活动时，身体内部也开始运作。每一次吸气，横膈膜收缩，为肺部扩张腾出空间；每一次呼气，横膈膜扩张，帮助气体排出肺部。身体虽静止，但随着呼吸全身都在起伏运动，并且变得有活力和平静。这种呼吸方式也被称为“膜式呼吸”。注意：不要只运用肺部上半部分的呼吸方式，训练自己呼吸时扩张胸腔下部，这样把空气吸入肺部深处的角落，养成习惯后空气就容易进入整个肺部。当你全身心专注于呼吸时，有利于扩展胸腔进行深层和充分的呼吸。

如同练习瑜伽的其他方面，喉式呼吸或腹式呼吸可能进行起来不是很自然，需要耐心和专注地练习。努力练习呼吸技巧对跑步和日常生活都有极大的益处。在习惯深呼吸后，你可以在任何需要的时候运用深呼吸。在瑜伽练习中不断提醒自己专注呼吸，所以在跑步面临挑战时（例如，从山脚跑到山顶），转而专注于呼吸，你会发现很快就已经到达山顶。当等待起跑枪声比较焦急时，把思绪和精力专注于深呼吸一会儿。同样，当你对孩子、老板或等红灯感到恼怒时，提醒自己深呼吸，然后感觉就会大不同。

练习瑜伽时的呼吸

所有的瑜伽练习，呼吸至关重要。仔细阅读本章的呼吸技巧，无论是坐立还是站立在瑜伽垫上，开始瑜伽之前进行几次喉式呼吸。如果开始形成了有节奏和顺畅的呼吸，你会发现练习时更容易保持姿势。

作为瑜伽练习时的一般规则，吸气时进入姿势，呼气时放松。完成每个体式有如下3个阶段。

1. 吸气时身体移动进入体式。
2. 保持体式：数到建议的呼吸次数。
3. 呼气时放松体式。

在这3个阶段的每一步，呼吸都非常重要。在保持体式时和放松体式之前，完成建议的深呼吸次数，然后进入下一个体式。

理想情况下，在瑜伽练习的整个过程中可保持均匀、顺畅的呼吸。然而，如果体式或序列动作具有挑战性，会倾向于屏息，这样往往达不到预期的目标。喘气或短浅的呼吸意味着你正在苦苦挣扎。任何时候，你可以选择停下来，进入一个舒缓的体式，比如宽站姿或婴儿式，使自己恢复控制呼吸，然后重新开始练习瑜伽。

你可以专门练习呼吸技巧从而获得单一的益处，也可以在瑜伽练习中结合呼吸练习收获巨大的益处。久而久之，随着肺活量的增大，呼吸的深度和舒适感自然会增加。熟悉瑜伽练习时的呼吸模式有助于提高对跑步时的呼吸的觉察和认识。跑步中的呼吸和瑜伽呼吸有所不同，但都以维持均匀、有节奏的呼吸来实现氧气吸入最大化，提供身体所需的能量。

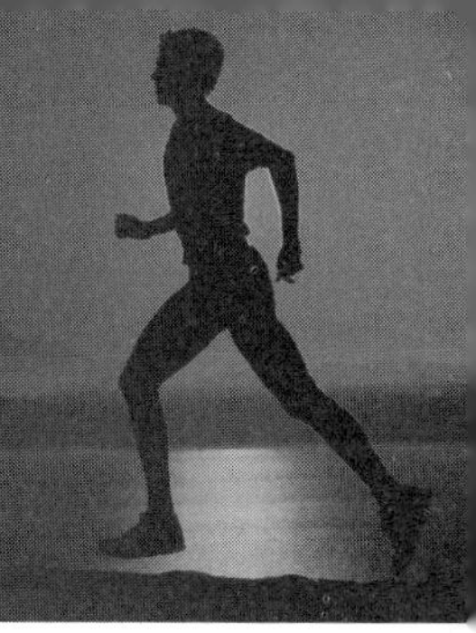

第 4 章

跑步损伤

你为了参加大型跑步比赛而进行训练，一直坚持着训练计划。有些训练很不错，感觉自己变得越来越健康，然而突然某天在跑步时身体某处出现刺痛。疼痛或许会自然缓解，但它也许会是潜在问题的早期信号。不同于其他运动产生的急性损伤，跑步损伤会不断地给身体警告信号。

对于跑者来说，没有什么比面对受伤更令人沮丧的了。然而，事实上，大量跑者在他们跑步生涯的某个时刻将面临受伤。受伤发生的高风险原因在于跑步的重复性，过度使用一些肌肉和未充分运用其他肌肉，再加上受跑步运动的负重性的影响。

过度使用性损伤

当你跑步时，腿部、臀部和脚上特定部位的肌肉在反复的活动中运作，因此可能会过度使用。这些肌肉处于不断收缩状态的结果是，过度使用的肌肉缩短。没有机会去恢复和拉伸的话，这些肌肉将继续缩短，最终限制和制约相关关节的活动范围，导致身体部位的失衡，因此容易受伤。

跑步损伤通常发生在腰部以下，且涉及相关的关节、肌肉、肌腱、韧带，有时还涉及骨骼。最常出现损伤的部位是腿部、臀部、膝盖、脚踝和脚。在脚踩坑洼扭伤脚踝时，会出现急性损伤，但常见的损伤是由于长期重复动作给身体带来压力而造成的过度使用性损伤。虽然过度使用性损伤会及时显现出来，但是警告信号通常在损伤出现之后，不是被忽视就是被误读。

在发现这些恼人的信号时，每个跑者的希望是，警告信号能够在跑步时自动消失。

有几个因素可能是导致过度使用性损伤的原因：有些人是由于个人身体结构和身体生物力学倾向的原因，而有些人则是由于训练方法、装备原因导致过度使用性损伤。以下是导致跑步损伤的几个关键原因。

■ 肌肉失衡

■ 过度绷紧或过度松弛的肌肉和过度使用的关节

■ 先天的错位、失衡（例如，腿长不一致）

■ 不合适的跑鞋

■ 急于提高跑步速度、增加跑步的里程

■ 在不平的地面反复跑步

虽然没有保证跑步免受损伤的绝对良方，但是你可以采取一些措施使风险降到最低。

瑜伽有助于防治损伤

跑者热爱跑步，他们也会很聪明地设计一套计划以降低损伤发生的风险。首先，抓住可控因素是不错的选择——遵循适合个人的跑步计划。对于新手来说，以计划开始尤为重要，同样地，一位给予你支持的跑步教练或有经验的朋友给你建议和指导也很重要。如果没有教练或朋友给予你建议，大量的书籍以及网上许多的跑步训练计划和方法也可提供帮助。

接下来，在专门销售跑步相关商品的商店中，让懂跑步的售货员为你推荐一双合适的跑鞋。一般的鞋子只要穿着舒服就行，但购买跑鞋时你需要考虑几个因素，例如脚旋前、旋后、足弓类型和跑步姿势类型等。一个有经验的售货员将能够根据你的需求，为你推荐一款合适的跑鞋。这不仅能确保钱花得值，关键是防止你受伤并让你感觉舒适。

因此，现在你有了一个计划，已经购买了一双合适的跑鞋，就准备开始训练计划了。但是，你是否考虑到在计划中加入降低损伤风险的应对办法呢？要知道许多风险因素与跑步产生的生理压力和肌肉失衡有关，你需要应对这些风险。

一般情况下，跑者都急着上路跑步，只有出现损伤时才开始应对损伤。一个更安全、更智慧的策略更有助于实现整体健康目标，从一开始就把预防损伤和训练计划融为一体。

瑜伽对跑步是一个完美的补充训练，把瑜伽练习融入每周的健身计划中，是预防受伤的一个绝佳的办法。正如第2章所详细描述的，瑜伽除了可以消除恼人的身体疼痛和不适之外，还可以预防和治疗损伤。

通过瑜伽练习可以很快地发现和解决经常导致损伤的肌肉失衡问题。瑜伽本身有助于恢复身体平衡和保持体形匀称。参加瑜伽练习的跑者经常很惊讶地发现身体左、右侧的力量和柔韧性的差异。同样地，许多人惊讶地发现他们的上半身和核心部位不够强健，且了解到这个原因可能导致损伤。但是，通常最令跑者们吃惊的是，他们用来跑步的强壮的腿其实并不是那么强壮，因为并不是腿部所有的肌群力量都得到了训练。

例如，做一个简单的弓步式。对于刚参加瑜伽练习的跑者来说，进行这个姿势的练习，身体难以保持平稳，很容易出现身体摇晃的情况。他们能做的就是保持上半身挺直，尽量不要跌倒，而不是用脚发力抓牢地面。稳住双腿，躯干向上用力，双手臂向上伸直举过头顶，并保持深深而缓慢的呼吸。一个基础的高位弓步式的腿部姿势就像跑步迈出去的步幅，但是跑步是动态的运动；高位弓步式是静态的动作，意味着你无法避免那些要领。在进行弓步式时，腿部所有的肌肉，还有脚踝和脚部肌肉，要么处于收缩，要么在进行拉伸。

练习高位弓步式需要身体姿势正确，应注意细节。保持高位弓步式对跑者有很多益处：

弯曲的前腿

- 锻炼腘绳肌
- 锻炼脚踝
- 锻炼臀中肌
- 锻炼胫前肌
- 锻炼股四头肌内侧
- 锻炼股四头肌外侧

伸直的后腿

- 拉伸脚掌
- 拉伸踝关节
- 拉伸跟腱
- 拉伸小腿
- 拉伸髋部屈肌

躯干

- 延伸脊柱
- 锻炼腹肌
- 锻炼上背部肌肉
- 拉伸肩部肌肉
- 增加肩关节活动范围

整体

- 改善平衡能力
- 提高注意力

在开始阶段，弓步式对跑者来说非常具有挑战性。随着跑者练习弓步式取得了进步，他们的步幅增大，跑起来时感觉更加舒适，而且运动成绩也提高了。最后，长时间保持该姿势需要集中注意力和发挥意志力，在比赛中成功到达终点线也是如此。然而，这些仅仅是一个瑜伽体式所带来的益处！在一个完整的瑜伽练习中，还有其他瑜伽体式，产生的效果也是非常惊人的。

瑜伽练习，尤其是针对跑者的具体需要而进行的瑜伽练习，可降低受伤的风险。专注正确的身体姿势和位置对称的瑜伽练习，是结合拉伸的平衡练习，这是最为理想的练习。此外，练习时带着正念觉察，注意细节，然后配合腹式呼吸。

无论你是已经跑步多年，还是计划开始第一次跑步，在跑步中结合瑜伽练习将大有裨益。瑜伽练习永远不晚，不存在因身体太僵硬而不适合练习的情况。许多跑者受伤后转向练习瑜伽，把瑜伽练习作为一种恢复的方式。当受伤症状缓解后，他们认为自己已经恢复，就又回到之前的跑步计划中，但是通常损伤会再次复发，然后不得不又再返回到瑜伽练习中。

不定期地练习瑜伽，或者只是根据需要才进行练习，还不如在计划中穿插瑜伽练习计划，在每周的训练中为瑜伽腾出时间。把瑜伽练习当作存在银行里的钱，未雨绸缪。如此，更有助于确保不会发生损伤。通过这种方式，瑜伽将保持身体强壮，满足跑步和日常生活所需的体力。此外，瑜伽练习就如同银行中的利息，练习的收益随时间复合增长。甚至在短短数周的定期瑜伽练习后，许多学生感觉身体变得更强健、更柔软，在跑步时更具有身体觉察意识。另外，有的跑者练习瑜伽后，跑步速度变得更快，创造出新的个人记录，这巨大的效果令他们感到惊喜。

尼古拉斯的故事

我已经参加过3次马拉松比赛，其中包括铁人赛和波士顿马拉松，那时正在训练准备参加第4次马拉松。那是爱尔兰的一次募集资金活动，在我的家乡，所以当时许多朋友和家人计划为我加油助威。当时我每周跑60英里（约97千米），除了臀部和下腰背感到有些难以摆脱的不适感外，其他地方我感觉良好，我希望通过理疗得到恢复。然而，疼痛恶化，变得更为剧烈，以至于无法跑步。看到参加比赛的目标即将化为泡影，我陷入了失落状态。

一个朋友向我推荐了瑜伽，很幸运我找到了这本书。我之前完全没有练习过瑜伽，练习过程中，我对自己身体的僵硬程度感到震惊。我参加了2周的瑜伽课程，每周5节瑜伽课，这两周没有跑步训练。我认为瑜伽还可以，它让我在不能跑步时专注身体。之后，我感觉良好，进行了一些短跑练习。大约在马拉松比赛前5个星期，我开始进行长跑练习，在此期间继续坚持每周练习几次瑜伽。之前的疼痛几乎都消失了，但是我还是担心如果太过用力，疼痛会复发。与以前的训练相比，我觉得目前的训练量是不够的，但还是决定尝试参加比赛，我已经不在乎花多少时间完成比赛了。比赛开始时，我觉得非常轻松。令人惊喜的是，冲过终点线的成绩居然是我个人的最佳成绩，3小时8分钟。

我过去有下腰背、臀部疼痛和坐骨神经痛。回想过去的经历，我知道这些损伤是由于多年艰苦的训练，以及没有进行足够的拉伸所导致的。瑜伽使我紧绷的腘绳肌、臀部和下腰背得到了放松。我的上半身也变得强健，步幅变得轻松，整个身体不再那么紧绷，整个人的身心都感觉很棒。瑜伽拯救了我，我会在跑步训练中一直坚持瑜伽练习。

跑步损伤和瑜伽

正如你现在所了解的，导致跑步损伤的最主要的原因是过度使用——一步又一步，日复一日的重复性动作给身体带来反复性的压力。好在你可以注意到身体向你发送的警告信号，且在发生损伤之前采取行动来预防损伤。以下是几种最常见的跑步损伤。

- 膝盖疼痛
- 胫骨疼痛

- 足底筋膜炎
- 跟腱炎
- 扁平足
- 髂胫束综合征（ITBS）
- 髋部疼痛或扭伤
- 髋部肌肉无力
- 坐骨神经痛
- 腘绳肌扭伤或拉伤
- 腹股沟扭伤或拉伤
- 下腰背疼痛
- 上背部、肩部紧张或疼痛
- 岔气

另外，导致跑步损伤的原因可分为以下几类。

- 肌肉紧张
- 腱炎
- 肌无力
- 肌肉失衡

正如前文所讲解的，瑜伽是保持身体平衡和实现健康、跑步免受伤的有效方法。有计划的瑜伽练习，且带着正念进行练习，可避免或极大地减少这些跑步损伤。

有些关于瑜伽的奇迹，例如，恼人的问题仅在一次瑜伽课后就得到了解决。再例如，长期跑步的人可能由于绷紧的髂胫束而出现膝盖疼痛的问题，在一节瑜伽课后疼痛突然消失。像这样的例子当然是非常特殊的，但是很多人在一两节瑜伽课后，一般都会感到下腰背的紧绷得到了缓解。通常学生都会说感觉好多了，全身得到了伸展，人也变得平和了。

虽然立刻就感觉好起来是使跑者坚持练习瑜伽的好办法，但是必须再一次强调，只有长期坚持练习才会有最大的收获。随着紧张的肌肉得到拉伸，以及无力的肌肉得到锻炼，身体会实现较大的平衡和匀称。另外，身体意识的加强和姿势的改善，让你在跑步和进行日常任务时有一个较好的体态。要想通过瑜伽获得最大的益处，关键在于长期坚持定期练习。

平衡和坚持不懈地练习瑜伽是保持身体健康的最佳方法。如果你正在治疗一个具体的损伤问题，一些瑜伽体式应包括在恢复计划中。请见表4.1列出的常见的跑步损伤，里面包含了解决不同损伤的瑜伽体式及其作用。

瑜伽有助于所有的跑步损伤的康复。人体没有单独运作的肌肉，所有的活动需要不同肌肉和关节的相互配合，只有这样，才能使身体作为一个整体移动起来。瑜伽能够拉伸肌肉、提高平衡能力和强健身体，而跑步则有助于增强心肺功能，二者的结合是完整、协调的健身计划的最佳组合。

表4.1 常见的跑步损伤和瑜伽的作用

损伤	身体结构条件	瑜伽的作用	体式
脚、膝盖和小腿			
膝盖疼痛	“跑者的膝盖”常用来表示多种原因造成的各种膝盖问题；通常由于生物力学缺陷导致过度使用性损伤，当膝盖骨错位时，就会出现生物力学缺陷，因为膝盖骨是在大腿骨下方活动。损伤的主要原因是脚、脚踝和臀部肌肉失衡或错位，或股四头肌内侧、外侧肌肉失衡	• 拉伸过度紧绷的股四头肌 • 锻炼股四头肌内侧 • 加强髋关节的稳定 • 放松膝关节 • 锻炼核心部位	• 泡沫轴按摩股四头肌和髂胫束 • 英雄式 • 靠墙深蹲 • 弓步式 • 双腿伸直时收紧股四头肌的所有站立体式 • 臀中肌强化训练 • 平衡站立式，所有承重的关节排列对齐
胫骨疼痛	肌腱和相邻的胫骨组织出现过度使用性损伤，会出现炎症、疼痛，有时在胫骨的中间至下部会出现肿胀	• 拉伸小腿 • 拉伸和增强胫骨 • 锻炼足弓	• 下犬式 • 英雄式 • 深蹲 • 弓步式
足底筋膜炎	足底筋膜是沿着足底的一条缔结组织带；疼痛最常出现在后脚跟；起初像是擦伤，如果没有及时治疗，将会发展成为刺痛	• 拉伸小腿 • 拉伸脚掌 • 拉伸足弓	• 脚趾英雄式 • 下犬式 • 脚底按摩
跟腱炎	脚踝后侧的大肌腱发炎；脚踝下侧会出现从肿胀和压痛到急剧、强烈的疼痛的症状；若不及时处理，会导致组织撕裂	• 拉伸小腿 • 锻炼小腿 • 锻炼踝关节 • 平衡腿部肌肉力量	• 脚趾英雄式 • 脚部屈伸训练 • 平衡的体式 • 下犬式 • 弓步式 • 深蹲

续表

损伤	身体结构条件	瑜伽的作用	体式
扁平足	扁平足是导致脚疼的原因，会影响跑步步幅和引发膝盖疼痛、胫骨痛、跟腱炎和足底筋膜炎	• 锻炼脚部肌肉 • 通过锻炼核心部位和臀部，减少小腿所承受的重力	• 脚趾伸展式 • 英雄式 • 脚趾英雄式 • 强调足弓上提和脚踝内侧的站立体式
髂胫束综合征（ITBS）	髂胫束延伸在髋部外侧和大腿的厚厚的组织带（筋膜），并且深入膝盖下侧，用于稳定臀部、腿部和膝盖。髂胫束综合征是指髂胫束因过度使用而出现的发炎和疼痛的问题	• 拉伸腘绳肌 • 拉伸股四头肌 • 增加髋关节的活动性 • 拉伸紧绷的臀肌 • 锻炼外展肌	• 臀中肌强化训练 • 仰卧腘绳肌拉伸 • 旋转三角式 • 内旋肌拉伸 • 半蛙式 • 跪姿股四头肌拉伸 • 泡沫轴按摩股四头肌和髂胫束 • 仰卧脊柱扭动式
臀部			
髋部疼痛或扭伤	可能发生在骨盆的任何关节（髋关节、骶骨关节、耻骨联合）处，与肌腱、黏液囊和任何附着在骨盆上的肌肉有关	• 增加髋关节活动范围 • 拉伸外旋肌 • 拉伸内旋肌 • 增强臀部力量 • 加强核心部位	• 所有开髋的体式 • 站立体式 • 臀中肌强化训练 • 髂胫束伸展
髋部肌肉无力	在跑者中该问题很常见，因为臀部肌肉不像其他肌肉一样在跑步中经常被用到；影响下肢的生物力学，会造成下肢各处损伤的问题	• 锻炼臀中肌 • 锻炼臀大肌 • 锻炼髋外展肌 • 拉伸过度紧绷的臀肌	• 臀中肌强化训练 • 腿伸展桌面式 • 下犬式（腿伸展） • 内旋肌拉伸 • 弓步式 • 站立体式 • 平衡体式
坐骨神经痛	坐骨神经痛是由于坐骨神经受到压迫，或紧绷的下腰背肌肉和紧绷的臀部外旋肌导致，尤其是梨状肌紧绷导致腰椎突出	• 拉伸梨状肌 • 拉伸后背肌肉 • 放松脊柱 • 拉伸腘绳肌	• 下犬式 • 鸽子式 • 双鸽式 • 膝触脚踝平衡式 • 座椅髋部拉伸

续表

损伤	身体结构条件	瑜伽的作用	体式
腘绳肌扭伤或拉伤	是一种很常见的跑步损伤，出现大腿后侧疼痛，通常导致腘绳肌腱拉伤或撕裂，坐骨或膝盖后部疼痛；原因是腘绳肌的紧绷和无力	• 拉伸腘绳肌 • 锻炼腘绳肌 • 拉伸股四头肌 • 平衡臀部	• 站立体式 • 仰卧腘绳肌拉伸 • 直腿弓步式 • 旋转三角式 • 锻炼四头肌拉伸 注意：正确的腘绳肌拉伸很重要，因为过度拉伸会导致受伤。在做拉伸腘绳肌的体式时，应专注于肌腹，避免拉伸肌腱
腹股沟扭伤或拉伤	上大腿内侧疼痛，通常由内收肌紧张引起（虽然腹股沟扭伤或拉伤会因为地滑或动作加速等原因导致突发性损伤）	• 拉伸大腿内侧 • 增加踝关节活动性 • 拉伸髋部屈肌	• 所有张腿站立和坐立前屈的体式 • 束角式 • 弓步式 • 收缩大腿内侧的站立体式
下腰背和上背部			
下腰背疼痛	归因于下腰背生物力学的失衡，通常是由于肌肉扭伤或痉挛所造成；由于后背肌肉紧绷和腘绳肌紧绷引起	• 拉伸紧绷的后背肌肉 • 锻炼后背肌肉 • 锻炼核心部位 • 拉伸髋部屈肌 • 拉伸腘绳肌 • 平衡肌肉骨骼系统 • 改善身体姿势	• 下犬式 • 半下犬式 • 婴儿式 • 腿向上靠墙式 • 完整的瑜伽练习，包括拉伸、强化和扭动
上背部、肩部紧张或疼痛	主要是生活方式的问题导致上半身紧张和紧绷，肩部向耳朵方向上提造成上背部拱起	• 加强上身躯干肌肉组织 • 放松上半身 • 增加身体意识 • 锻炼核心部位	• 上半身拉伸 • 平板式 • 四点支撑式 • 海豚式 • 海豚平板式 • 肩部拉伸

续表

损伤	身体结构条件	瑜伽的作用	体式
其他			
岔气	岔气是一种在胸腔下缘下面的剧烈疼痛，它是由于较浅的胸式呼吸引起的横膈膜的肌肉痉挛	• 加深腹式呼吸 • 延伸躯干和改善呼吸 • 锻炼核心部位，改善跑步姿势	• 所有的瑜伽体式 • 腹式呼吸

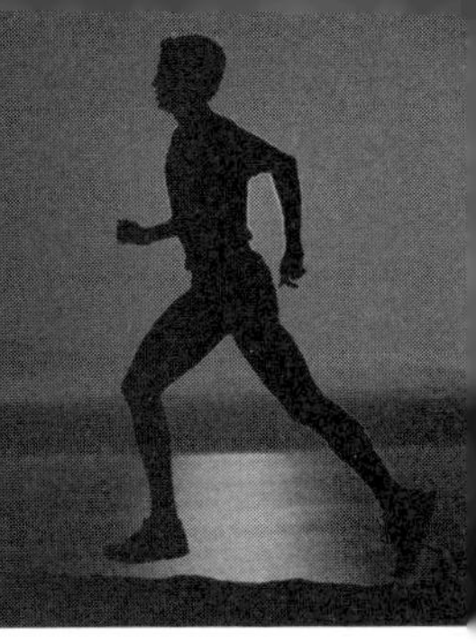

第5章

脚、脚踝和膝盖：稳定的根基

所有站立的姿势都需要一个根基来支撑。根基越强人，身体越稳定。强大的根基尤为重要，否则身体机构会不稳定。无论是一座房子、一栋高楼或一座桥梁，我们能够看见的都是外部结构，但是至关重要的内部结构，我们无法直接看到。

进化论解释了人类为什么以及如何从四条腿（四足动物）进化成两条腿（两足动物）。然而，毫无疑问的是，四条腿比两条腿的稳定性更高。身体在每日的活动中移动，有一个稳固根基的益处显而易见。跑者需要在脚接触地面时双腿更加稳固。为了实现这个目标，脚、脚踝和膝盖不仅需要更加强健，而且需要灵活性和柔韧性来为前行提供动力。

本章中探索了支撑身体的根基的最基本部位：脚、脚踝和膝盖。双脚接触地面，支撑身体，保证躯体必要的稳定。后面的章节会讲解保证身体整体稳定的其他身体因素，但是本章从双脚开始讲起。我们许多人是如此滥用我们的双脚，而且我们把双脚视为理所当然的部位——直到它们出现问题。

脚和脚踝的结构

一般的跑者跑步时每英里（约1.6千米）脚接触地面1 000次左右，而且接触地面时的压力是身体重力的2～3倍。脚和脚踝首当其冲地受到了这些力，因为它们最先接触到地面。在接触地面时，维持力量和平衡影响着整个身体。另外，因为双脚和脚踝具有减震作用，所以对于跑者来说，脚和脚踝处于良好状态尤为关键。

脚和脚踝在站立、行走或跑步时支撑着身体，它们的结构必须稳固且灵活。脚和脚踝稳定有利于支撑身体重量和维持身体平衡，灵活性有利于推动身体前行。

健康的双脚和脚踝对于运动表现成绩和整体健康来说至关重要。虽然腘绳肌紧绷或臀部酸痛时，你依然可以继续跑步，但久而久之，越来越严重的脚部问题将阻碍你前行。

脚和脚踝结构包括以下部分：

- 26块骨骼（人体1/4的骨骼位于双脚）
- 33个关节
- 多于100块的肌肉、肌腱（连接肌肉和骨骼的纤维组织）和韧带（连接其他骨骼的纤维组织）
- 血管、神经、皮肤和软组织系统

通过脚和脚踝所承受的重力，更可见脚和踝关节是如此惊人的强大。然而，由于过度使用、忽视和滥用，这两个部位会在跑者跑步生涯中的某个时期出现棘手的损伤问题。此外，脚和脚踝的问题会导致身体的其他部位——如膝盖、臀部或脊柱——出现问题。

脚

通常我们不会想到锻炼双脚，而是任由脚部关节和韧带变得僵硬、缺乏活动甚至肌肉产生萎缩。试想一下，为了治疗骨折而被裹在石膏中的肌肉在拆掉石膏后的状态：几周的包裹后，肌肉明显变得萎缩且十分虚弱。双脚长年累月地被包裹在鞋子里，基本上对脚的肌肉组织也有着相同的影响，脚部失去了肌肉力量和自由活动的能力。正同身体的其他部位一样，脚上的肌肉和关节也需要通过锻炼来变得健康、有效和舒适。

我们从小就习惯了穿鞋。我们可能会为了穿上时尚的鞋子而把我们的脚硬塞进鞋里，很少在乎这对脚造成的长远影响。拥挤的鞋子限制了脚部的血液循环并压迫骨骼。而且由于我们日复一日长时间地穿着鞋子，导致脚部难以得到锻炼。如今人们的脚部问题，比如拇囊炎、槌状脚趾和足弓下陷都是由于忽视而导致的。

大多数的鞋子把重力推向脚掌，导致一些肌肉和肌腱因过度使用而变弱。高跟鞋使得该问题变得恶化，它让小腿和相关的肌腱长时间处于收缩和紧绷的状态。光脚走路运用脚部肌肉和小腿，有助于强健肌肉和肌腱。另外，还可以使脚趾伸展，释放对脚的束缚。回想一下光脚走在温暖的沙滩上，那是多么美妙的感觉啊！

另外，我们习惯了长时间把脚掩盖起来，所以很少注意到脚部在结构和外表上的细微且关键的变化。因为脚部是身体的根基，足弓对提供稳定性和灵活力至关重要。足弓有利于脚底排气，在走路和跑步时能起到减震作用。足弓受到脚部骨骼的保护，以及韧带、肌肉和肌腱的支撑。足弓下陷可能会出现疼痛，限制身体移动的稳定性，使行走困难并导致膝盖和下腰背出现问题。

以下是3种足弓类型（图5.1）。

足内侧纵弓——这是最高的足弓形，也是我们最为熟悉的足弓类型。从脚后跟至大脚趾沿脚内侧形成弓形。

足外侧纵弓——比足内侧纵弓要低平一些。从脚后跟外部至小脚趾沿足的外侧缘形成弓形。

横弓——此类足弓稍微有点难以理解，我们可能都没有注意到此类足弓。在脚趾的根部沿脚宽形成弓形。

评估你的足弓是否健康很容易。从游泳池或浴池出来后，把你的脚踩在干燥的地面上，然后查看脚留下的印记形状。一个健康的足弓会显示足外侧的痕迹，但足内侧是没有印记的。如果足弓下陷，则会在干燥的地面上留下均衡的印记。一个高度拱起的足弓在足外侧只会留下细细的一条带状印记。

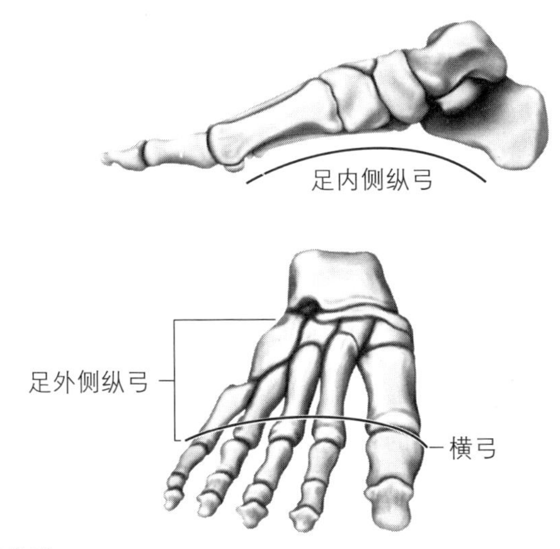

▶ 图5.1　3种足弓类型

虽然有些人天生就是平足，但大多数人是在成年后变为平足的。这通常是因为长时间穿着压迫关节的夹脚的鞋子，或穿高跟鞋使重力落在脚趾根上，从而导致足弓拉伤。

脚踝

脚踝是一个枢纽关节，其独特的结构要求稳定与行走和跑步所需的活动性之间的力量平衡。踝关节的构成如下（图5.2）所示。

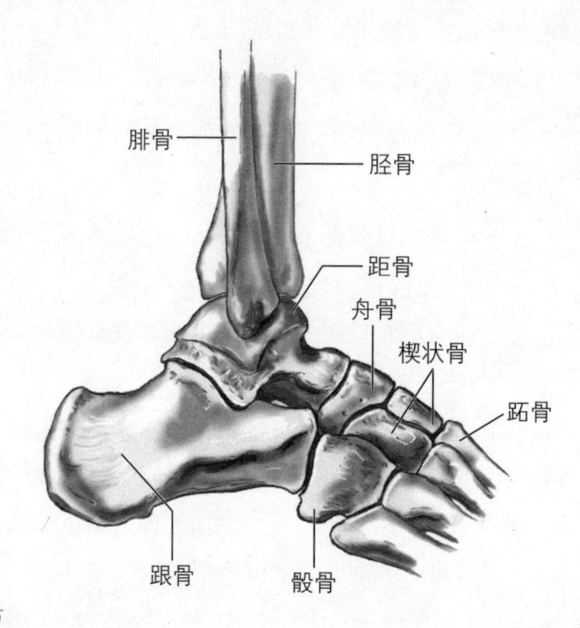

▶图5.2 踝关节

胫骨和腓骨——小腿骨骼。

距骨——足骨。

韧带——支撑结构。

脚踝的活动范围由小腿的肌肉来决定，小腿的肌腱延伸至脚踝并附着在脚部。腿部肌肉的收缩产生移动，使我们能够行走或跑步。脚踝与脚一样有减震的作用。

踝关节的连接作用使脚能够进行主要的屈伸和转动的动作。有效的跑步步幅需要踝关节有足够的灵活性，这样才能推动脚前行。另外，踝关节足够的活动范围有助于在不平整的地面上活动。过度僵硬的踝关节不仅限制了步幅的活动范围，而且更容易导致扭伤。一般常见的脚踝扭伤是由于踝关节的转动超过了其活动范围，例如，在脚踏入路面坑洞或人从台阶上跌下来时，可能会导致脚踝扭伤。过度紧绷的踝关节很容易发生扭伤、韧带撕裂，甚至应力性骨折。

跑步、瑜伽、脚和脚踝

正如前文所说的，因为脚一整天都穿着鞋而受到束缚，跑步只会使相关的压迫和紧绷恶化。从外观上来说，跑步会产生老茧、水泡和导致黑指甲，影响脚的美观。从健康角度来说，跑步可能造成脚趾、脚部关节、脚后跟和脚踝疼痛。从功能上来说，紧绷的脚部和踝关节会影响整体的生物力学和跑步形态。如同其他所有的关节那样，脚踝需要保持合理的活动范围，以推动身体前行。同样地，脚上的关节需要力量和柔韧性为行走和跑步提供平衡，以便推动步伐。脚和脚踝最先受到跑步产生的重力作用的重复影响，切勿忽视身体结构中这一至关重要的部分。

在瑜伽中，脚和脚踝是极为重要的。瑜伽练习一直都是光脚进行的，主要是为了让你感受脚接触地面的感觉，使脚不再受到不必要的限制，释放脚部。一些刚开始接触瑜伽的人穿着袜子进行练习，对光脚感到害羞。脚指甲变黑或失去脚指甲的跑者，以及脚上长有老茧或水泡的跑者通常恐惧光脚。

事实上，每个瑜伽体式需要用脚来执行一个特定的动作。典型的瑜伽练习中，涉及移动踝关节至预期的屈伸和转动的范围。在站立体式拉伸脚底的过程中，你有机会通过学习如何上提足弓来强健脚部，而且通过蜷曲、伸出和伸展脚部再次学习如何运动脚趾。实际上，可能体式所强调的是其他的部位（例如，臀部），然而在你保持体式时，脚和脚踝共同协助动作并稳定身体，从而也得到了锻炼。

除了进行全面的瑜伽练习外，你还可以针对脚进行专门的训练。瑜伽练习中正确的姿势排列关系到每只脚的3个支点——大脚趾根、小脚趾根和脚后跟的中间——承受均衡的力。许多脚部问题导致脚着地不均匀，如足内翻或外翻，或重力太向前或向后，即脚底没有均匀受力，重力分布不均衡。脚部是稳定身体最基础的部位，脚部的失衡问题对整个身体都有影响，会影响膝盖、臀部和脊柱。

有益于脚和脚踝的瑜伽体式

在前面的章节中已经讨论过，瑜伽练习有关全身心的训练。在本章和接下来的4章中，每个体式专注于一个具体的身体部位或每个指定部位的效果。然而，记住瑜伽的整体性，需要在练习时保持正念并全身心地投入，这是很重要的。

以下瑜伽体式有利于身体的根基——脚和脚踝。

平衡站立式（山式）

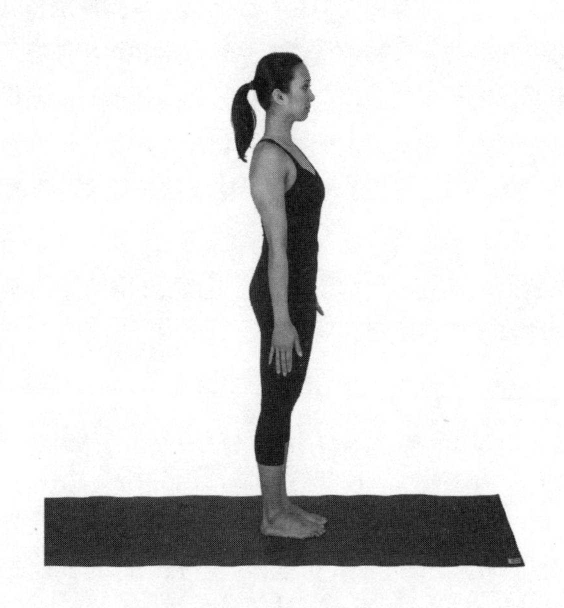

动作说明

1. 双脚靠拢站立，两个大脚趾的内侧相互触碰。上提和伸展脚趾，两个大脚趾相互推挤，其他脚趾向外呈扇形伸展。
2. 负重关节形成一条直线，头部位于双肩正上方，肩部位于臀部正上方，臀部位于膝盖正上方，膝盖位于脚踝正上方。
3. 大脚趾根部、小脚趾根部和脚后跟中间，这3个点均匀用力向下按压。左右脚的重力分布均匀。
4. 不要把重力倾向脚外缘，上提脚踝内侧以激活内侧足弓（内侧纵弓）。
5. 收紧股四头肌，尤其是内侧股四头肌，感觉膝盖骨上提。
6. 扩展锁骨，肩胛骨下沉，压向后背。
7. 上提胸骨，前侧肋骨向内收。
8. 光脚稳扎地面，双腿支撑身体，从脊柱底部至头顶向上延伸。

作用

- 是一个基础体式
- 调整身体，实现平衡和对称
- 是一个在任何站立时刻都可以进行练习的体式
- 养成对身体姿势保持觉察的习惯
- 锻炼大腿、膝盖、脚踝和足弓

脚底按摩

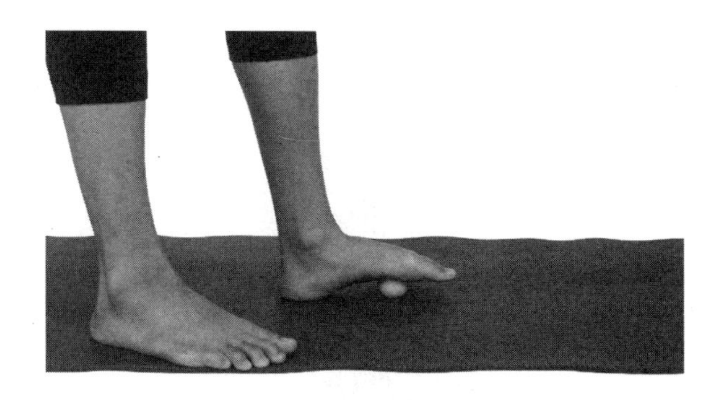

动作说明

1. 从平衡站立式（山式）开始，双脚打开与髋同宽。
2. 在脚外缘的骰骨下方放一个坚硬的小球。向下按压脚，可以使用全部的体重。保持5次呼吸。
3. 把球放在大脚趾的关节处，并向下按压；保持；然后把球移至每个脚趾关节下方，重复进行。每个关节处保持数次呼吸。
4. 把球放置于大脚趾关节根部，利用体重的压力踩住球，让球向脚跟方向缓慢滚动。然后把球移至下一个脚趾关节处，如此重复进行。

作用

- 按摩脚底
- 分解与足底筋膜炎有关的瘢痕组织和修复损伤
- 缓解脚部疲劳
- 促进脚部血液循环
- 刺激有关全身的压觉点

简单平衡式

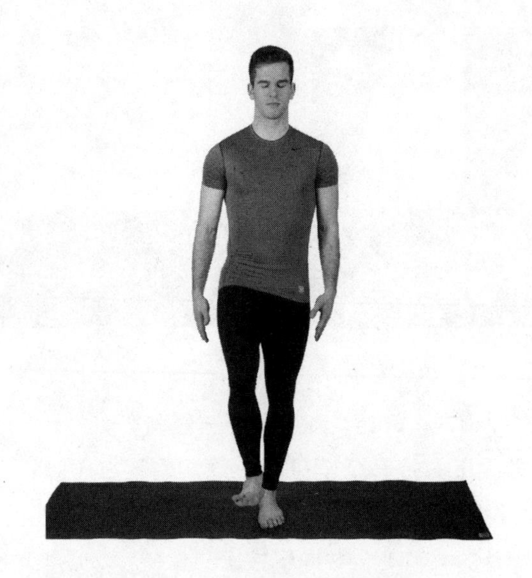

动作说明

1. 从平衡站立式（山式）开始，双脚打开与髋同宽。
2. 闭上眼睛，上提右脚抬离地面几厘米。保持闭眼（注意：若闭眼无法保持平衡，起初可睁开眼睛，平衡能力提高后再闭上眼睛）。
3. 在另一侧重复该动作。

作用

- 锻炼脚踝
- 提高平衡能力

英雄式（雷电坐）

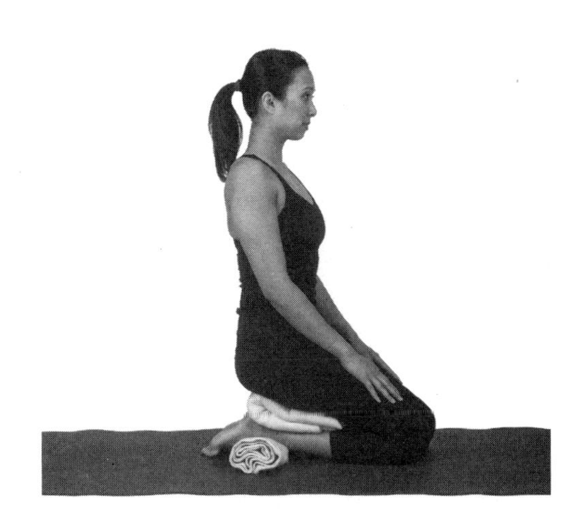

动作说明

1. 用一个折叠的毯子垫在小腿和脚之间。如果脚踝或脚背疼痛，放置一个卷起的毯子在脚背处作支撑。若无法坐在脚后跟上，且没有膝盖疼痛问题，把一个折叠的毯子或长枕放置于臀部和脚之间。
2. 跪在瑜伽垫上，双膝及两个大脚趾触碰。胫骨和脚背贴于瑜伽垫。伸展脚趾使所有的脚趾触碰到瑜伽垫。
3. 往后坐下使坐骨落于脚后跟上。
4. 坐直，双肩位于臀部正上方，头部位于双肩正上方，从胸骨到头顶延伸脊柱。
5. 不要过度练习该体式。在感觉舒适的范围内保持该动作，逐渐增加保持的时间。该体式最好每天进行练习以获得最佳效果。
6. 开始时脚后跟向外展开。随着练习的增多，逐渐将两个脚后跟相互靠拢，脚踝的内侧和外侧等长。

作用

- 锻炼足弓
- 提升踝关节的柔韧性
- 拉伸胫骨
- 放松膝关节
- 拉伸股四头肌
- 帮助养成良好的姿势，因为该姿势不容易导致弯腰驼背

脚趾英雄式（脚趾雷电坐）

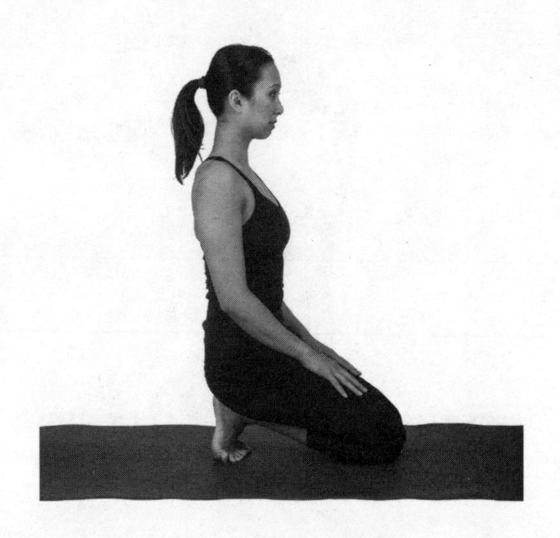

动作说明

1. 从英雄式（雷电坐）开始。身体向前倾斜，双手放在膝盖上方。
2. 膝盖保持在瑜伽垫上，脚趾蜷曲。
3. 脚趾着地，脚后跟上提至垂直于地面，臀部往后坐在脚后跟上。
4. 若有剧烈的疼痛感，可以向前倾斜，减轻脚部所承受的重力。另外，双肩位于臀部正上方，身体坐直。

作用

- 拉伸脚底，包括足底筋膜
- 运动脚趾关节
- 促进脚部血液循环

脚趾伸展式

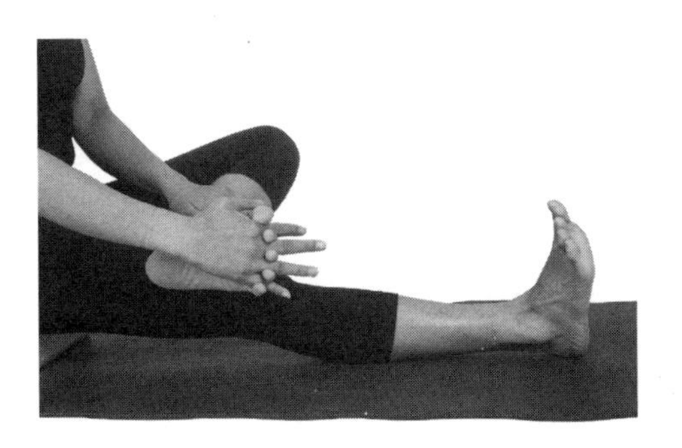

动作说明

1. 坐在瑜伽垫上或坐在瑜伽砖上，双腿伸直。
2. 弯曲左腿，将左脚踝放在右大腿上。将右手手指插入左脚脚趾之间，然后把手和脚靠拢。
3. 脚趾向前向后移，用脚趾挤压手指，脚踝从一个方向转到另一个方向，最后伸直脚趾和弯曲脚部交替进行。
4. 移开手指，伸展脚趾。
5. 在另一侧重复该动作。

作用

- 增加脚趾的柔韧性和活动性
- 增加踝关节的活动范围
- 减少拇囊炎的形成以及缓解与其相关的疼痛问题

膝盖的构造

膝关节的功能十分简单，起枢纽连接作用，然而其构造却复杂微妙。膝盖非常容易受伤，因为其在承受重力方面起到至关重要的作用，在步行、跑步、爬山和深蹲时都会运用到膝盖。因此，膝盖比其他身体关节更容易受伤也不足为奇。跑者的膝盖出现问题或受伤发生的频率最高。

膝盖由4种骨骼组成（图5.3）：

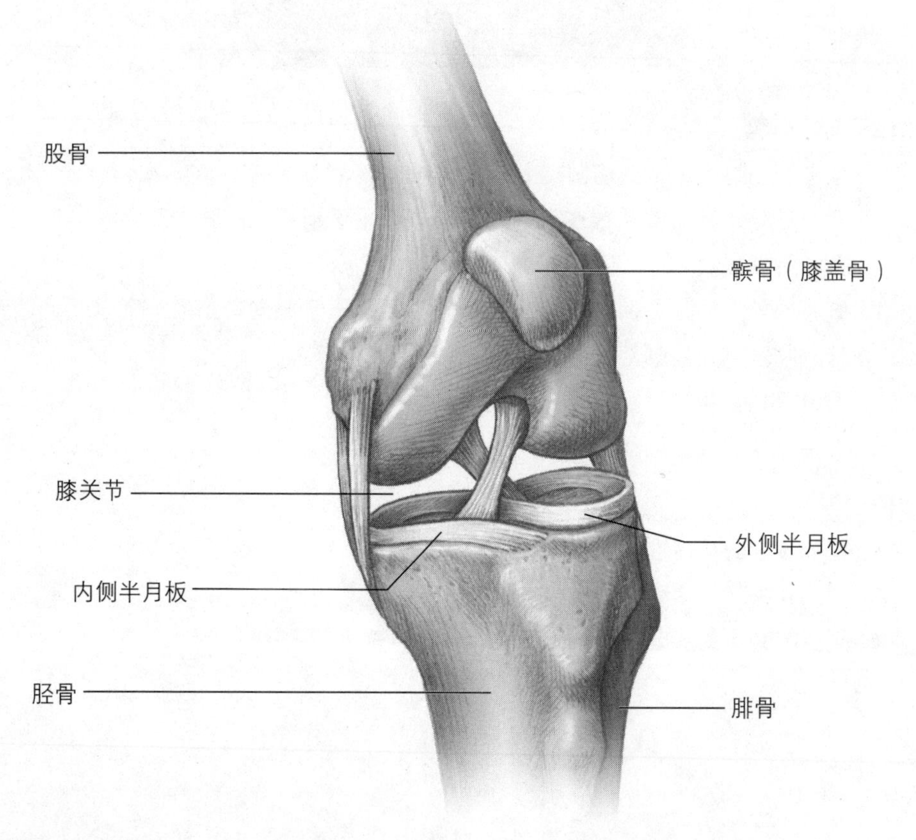

▶图5.3 膝关节

股骨——大腿骨，是身体中最大、最长的骨骼，也是最强壮的骨骼之一。其底端是膝关节的一部分，顶端连接髋骨形成髋关节。

胫骨——第二长的骨骼，是构成小腿的两根长骨中较大的一根。其连接膝盖和脚踝，主要功能是移动身体和承受重力。

腓骨——小腿骨中较小的骨骼，与胫骨平行。主要功能是提供稳定性，尤其是踝关节的稳定性。

膝盖骨——位于大腿骨末端处的一块三角形扁平骨。膝盖骨的主要功能是在腿弯曲时进行伸展和滑动，而且也保护膝关节。

膝关节由软骨包裹，软骨起到缓冲作用，防止骨骼相互摩擦。另外，在胫骨和大腿骨之间有两个“C”形肉垫，叫作半月板，进一步衬垫关节，减震并减少关节上的负重。膝盖上附着着两个重要的肌腱、髂胫束和股四头肌。大量韧带支撑和稳定膝盖，如同桥梁的桁架。韧带对膝关节来说非常关键，因为韧带提供支撑作用，在各种活动时维持膝关节的各部分在一起工作。健康的膝关节的股骨和胫骨排列合理，随着膝盖骨的顺畅移动，重力均匀分布在内侧和外侧的半月板上。

膝关节作为连接枢纽有着十分简单的活动模式：弯曲（屈曲）和伸直（延伸）。膝关节的转动范围很小。直接支撑和促进膝盖活动的肌肉是膝盖前侧的股四头肌和后侧的腘绳肌。股四头肌用于伸直腿（延展），腘绳肌用于弯曲腿（屈曲）。

为了膝盖的健康，支撑膝盖的肌肉在力量和柔韧性上需取得平衡，软骨和韧带需要增强。在膝关节的某个部位受到强大压力或受伤时，问题就会出现。另外，因为臀部、双脚和膝盖的不对称排列问题，或起支撑作用的股四头肌的无力，膝关节通常也成了无辜的受伤部位。

跑步、瑜伽与膝盖

膝盖受伤在跑者中是最常见的损伤之一。在一些需要快速做出不同方向移动的运动中，例如足球和棒球，遭受急性韧带损伤的风险很高。对于跑者来说，膝盖问题通常会随着时间的推移而出现；这个恼人的不适来来去去，如果不治疗，会导致更多严重的问题。膝盖损伤因过度训练引起，一般与身体姿势不对称、肌肉虚弱或肌肉紧绷有关。

良好的身体姿势应是臀部、膝盖和踝关节呈一条直线。膝盖作为一个相对简单的连接关节，当骨结构出现不对称时，就会出现问题。双脚、脚踝或臀部出现不对称对膝盖也有影响。跑步或走路时足内翻或外翻会降低膝关节的稳定性。双脚长期以错误的姿势敲击地面都会对膝盖产生影响。同样地，臀部的失衡会影响与股骨有关的膝盖活动。

导致跑者出现膝盖疼痛的另一个原因与髂胫束有关，筋膜的纤维带从髋骨的顶部延伸出去，附着在膝盖下侧的胫骨上。髂胫束的作用是在走路或跑步时稳定住膝盖。跑者的髂胫束因过度使用，或者由于过度紧绷的腿部肌肉而变得紧绷，因此在膝盖外侧出现疼痛。

另外，跑者的股四头肌外侧十分紧绷，股四头肌内侧虚弱无力，这一不平衡会影响膝盖的扭转活动。向侧边推动和扭动膝盖骨，导致膝盖骨不在其应有的活动轨道上移动，长时间如此，膝盖出现疼痛，且磨损膝盖周围的软骨。这就是常说的“跑者的膝盖”。而且，因负重产生的磨损会影响膝盖骨的软骨，还会导致炎症和关节炎。

肌肉或骨骼失衡出现在一些身体部位的问题很常见，但这对我们宝贵的膝盖是很有害的。

瑜伽对膝盖来说可以是害也可以是福。在正确的指导和意识下，瑜伽是恢复膝盖正确姿势的绝佳助手。瑜伽练习可能包括专门针对膝盖的体式，但是更为重要的是，瑜伽有助于整个身体的平衡和对称，从而帮助膝盖回到平衡状态。

然而，若练习不当，瑜伽也会导致膝盖产生问题或恶化已经存在的膝盖问题。开髋的体式和站立体式出现膝盖损伤的风险最大。在站立体式中，膝盖排列姿势必须要正确，运用到的肌肉必须收缩以支撑膝盖结构，如此一来，承受重力部位的肌肉得到锻炼却不会损害膝关节。

在坐立或仰卧的开髋体式中，要进行的动作必须由髋关节来完成。当髋关节紧绷且活动受限时，问题就会出现。超过髋部的活动范围使得膝盖的活动扭矩超过了膝关节合理的转动范围，并使其受到压力。

例如，当盘着腿坐在地面上时，你的膝盖或许离地面很远（高过腰部）。膝盖离地面的距离与髋关节的股骨活动范围有关。如果你试图把膝盖往下压，将对膝关节施加有害的压力，尤其是对半月板。膝关节比髋关节更虚弱和脆弱，所以膝关节会先出现扭伤。除非动作很极端，一般不会立刻出现疼痛，你会继续进行练习。于是在一段时间后，你会疑惑为什么膝盖很疼。

瑜伽中的另外一个常见的姿势问题是过度伸展膝关节（也就是站立时把膝盖往后推压）。许多人认为自己只是在伸直腿，但其实已把膝关节向后推得太远，偏离了正确的姿势轨迹。该现象在关节疏松的人身上尤为常见。重复这种动作会导致膝盖后部疼痛。避免过度伸展膝关节的最好办法是收紧股四头肌。

处于站立体式时，需要特别注意膝盖的姿势，甚至在开髋时注意保持以髋关节为中心。所有的站立姿势，膝盖后部应保持柔软，股四头肌应收缩。而且，在腿伸直时，膝关节的中心应与髋关节的中心以及踝关节的中心在一条直线上。

有益于膝盖的瑜伽体式

在接下来的章节中所出现的许多瑜伽体式将有益于锻炼出健康的膝盖。平衡臀部，拉伸腿部与双脚的肌肉，以及提升核心部位的力量对膝盖的健康有着积极作用。该部分的体式和训练解救了患有膝盖疼痛的人们。

平衡站立式（山式）

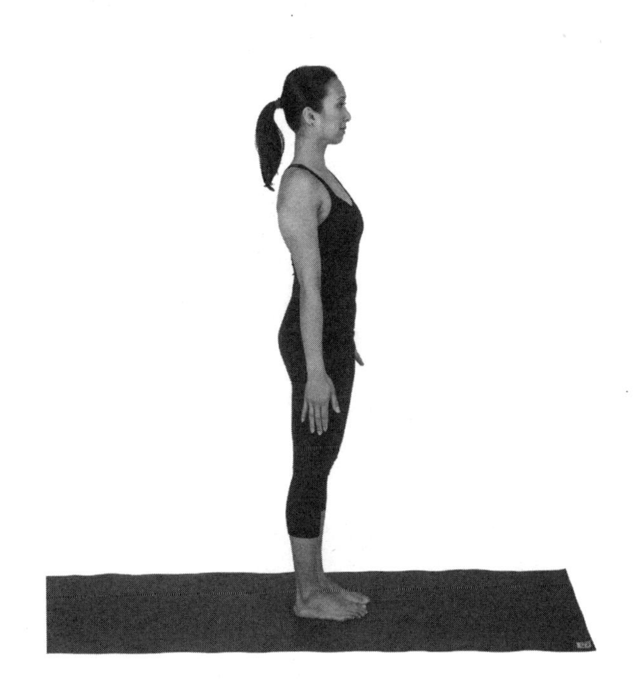

动作说明

1. 脚和脚踝的动作同第5章该体式的描述。
2. 保持臀部、膝盖和踝关节呈一条直线。
3. 收缩股四头肌，尤其是股四头肌内侧。确保膝盖后侧柔软。

作用

- 锻炼股四头肌内侧
- 平衡股四头肌内侧和外侧的力量
- 矫正下半身姿势

靠墙深蹲（靠墙幻椅式）

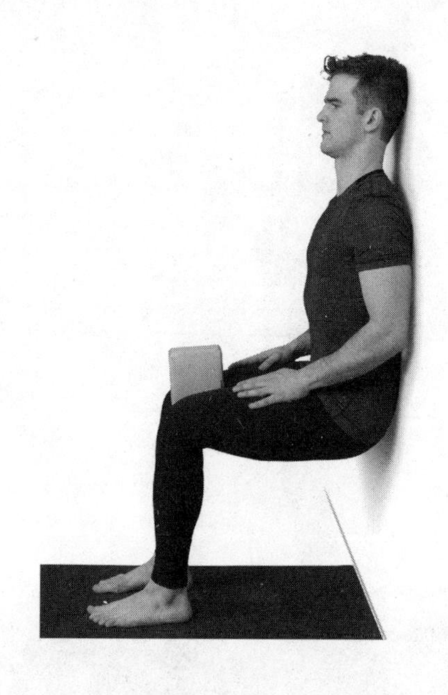

动作说明

1. 站立在一面墙前，双腿弯曲，将上半身贴靠在墙上；然后双脚向前移动直至大腿与小腿呈90度。
2. 双脚对齐，使其打开与髋同宽且平行。保持膝盖位于脚踝正上方。在双膝之间放一块瑜伽砖可能会有所帮助，膝盖内侧夹紧瑜伽砖。
3. 双脚均匀用力推向地面，就像平衡站立式一样。
4. 收紧腘绳肌以支撑双膝。
5. 下腰背推靠在墙面上，保持头部直立。
6. 正确的姿势排列很重要。在镜子前练习该动作有助于确定脚和腿的位置，保证姿势正确。

作用

- 锻炼股四头肌内侧
- 拉伸股四头肌外侧
- 锻炼腘绳肌
- 促进正确的姿势排列

半蛙式

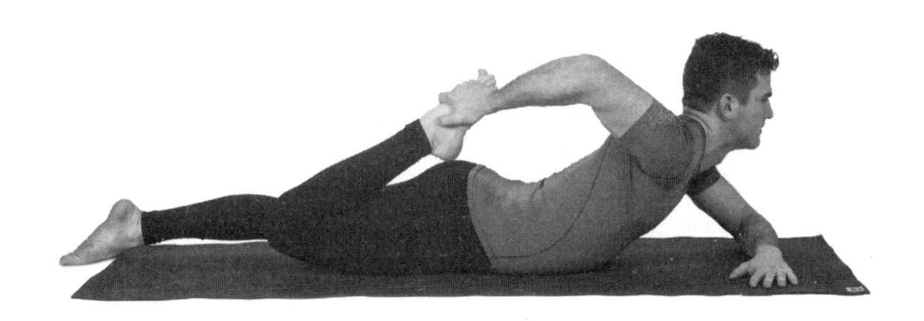

动作说明

1. 俯卧在瑜伽垫上，双腿伸直。髋骨按压地面。
2. 弯曲右腿，用右手握住右脚的上端。脚后跟推向右臀，保持髋骨贴地。
3. 左臂位于身体前侧，左前臂按压在瑜伽垫上，上提胸部。
4. 在另一侧重复该动作。
5. 确保股四头肌有拉伸感，且膝关节没有疼痛或极端的牵引力。

作用

- 拉伸股四头肌和腰大肌
- 锻炼后背肌肉

泡沫轴滚动按摩股四头肌和髂胫束

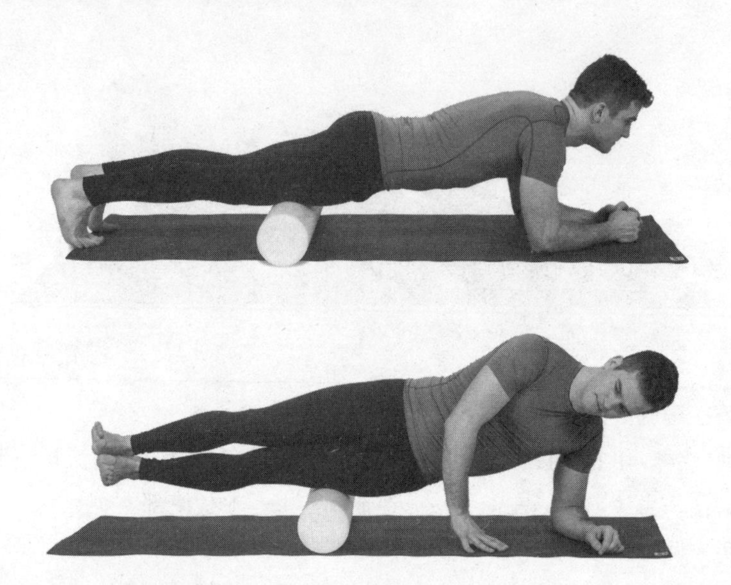

动作说明

1. 俯卧，把泡沫轴放在股四头肌的下侧。
2. 前臂按压在瑜伽垫上，并且前后滚动泡沫轴，从大腿的上端滚动至下端。滚动范围不要超过膝盖和髋关节。
3. 重复数次。
4. 然后在一侧的股四头肌上滚动泡沫轴，沿着一侧的大腿上部滚动，对髂胫束进行深层按摩。
5. 对于这两种滚动按摩方式的展示如下。
    - 开始时，双脚落靠在瑜伽垫上，但在后面双腿伸直离开地面。
    - 随着泡沫轴在大腿前侧和外侧滚动按摩，你将可能感觉到身上有一两个点特别疼痛。不要避开那个地方，保持在这里，把体重压在泡沫轴上，并让紧绷的地方放松。

作用

- 释放股四头肌和髂胫束的紧绷
- 自我按摩紧张的肌肉
- 增加附着在髂胫束上肌肉的柔韧性
- 缓解肌肉和筋膜之间形成的小损伤

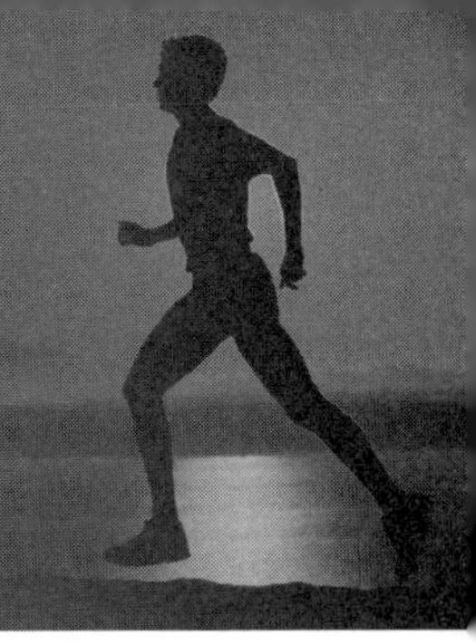

第6章

健康的脊柱：减少疼痛、扭伤和压力

人体整体健康的关键因素在于脊柱的健康。健康的脊柱有着强壮的骨骼和肌肉，有着自由活动的柔韧性，并且远离疼痛。事实上，脊柱是人体最重要的部位之一，因为脊柱涵盖了控制和协调动作的中枢神经系统。亲身体验过背部疼痛的人，一定知道它如何严重影响生活质量。如果你想要无痛跑步和保持活力，必须保持脊柱健康。

脊柱损伤的后果从产生轻微的恼人感至慢性疼痛，甚至还可能导致身体残疾。据有关人士估计，80%的北美人在一生中至少经历过一次下腰背疼痛。为了具备跑步所需的身体条件，必须拥有一个强壮、健康的脊柱。

脊柱的结构

脊柱是骨骼系统的中心轴，起着保护脊髓的作用。脊柱由一系列叫作椎骨的骨头组成。椎骨强壮的骨结构保护脊髓精细的构造，就像头颅保护大脑。脊髓是连接大脑与身体其他部位的神经柱，其作用在于控制身体和心智。大脑间复杂并相互协作的传输系统、中枢神经系统和周围神经系统控制着各种身体功能，比如运动、感觉、记忆和说话。

脊柱

脊柱的椎骨被椎间盘分开（图6.1），椎间盘就像胶状的甜甜圈，胶状的核心被纤维环包裹。这些椎间盘为骨骼之间提供缓冲“软垫”，其延展性使脊柱具有活动性和柔韧性。椎间盘和沿着脊柱分布的强韧的韧带有助于联合椎骨体形成一个强壮的结构整体。健康的椎间盘是丰满、鼓起的，所以它们有减震作用，为椎骨之间提供缓冲垫，促进脊柱活动。

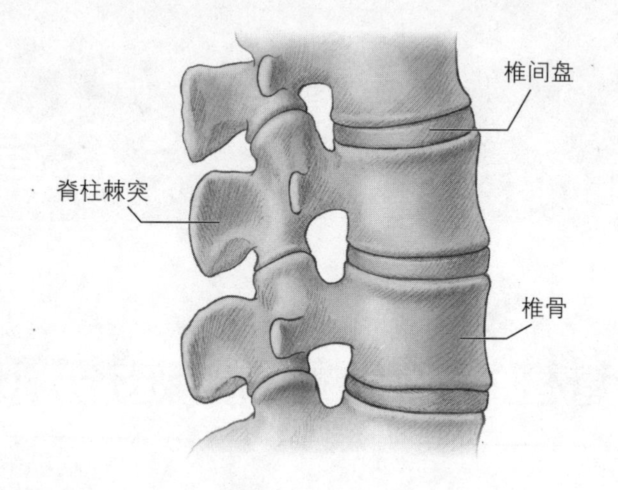

▶图6.1　椎骨和椎间盘

脊柱是身体结构的支柱，脊柱从颅骨延伸至骨盆（图6.2）。33根椎骨一根接一根地堆叠起来，分为5个节段，如表6.1所示。

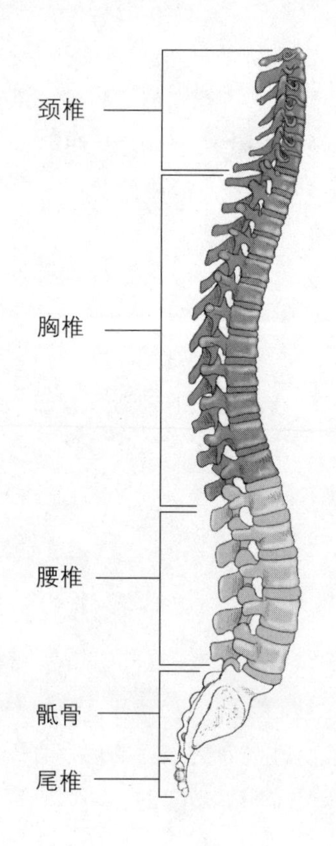

▶图6.2　脊柱

表6.1 脊柱节段

节段	椎骨数量	身体部位	缩写表达
颈椎	7	颈部	C1～C7
胸椎	12	胸部	T1～T12
腰椎	5	下腰背	L1～L5
骶骨	5（融合）	骨盆	S1～S5
尾椎	3～5	尾骨	无

颈椎（C1～C7） 颈椎由7根椎骨组成，在颈部后侧形成一个反向的“C”形曲线。该部分的脊柱柔韧性最强，所以若没有强壮的颈部肌肉保护和正确的姿势，很容易导致扭伤。其主要作用在于支撑重约10～12磅（4.5～5.4千克）的头部。在中立的脊柱上方，头部以其为轴心完美地平衡着。

一些生活方式（例如，坐在计算机前工作，使用掌上电子设备和开车等）使头部每次向前倾斜长达数小时，容易造成颈椎的失衡和扭伤。

胸椎（T1～T12） 胸椎为胸腔肋骨提供附着点，胸腔保护着重要的内脏器官。从T11到T12，肋骨没有附着在胸骨或肋脊上，因此称为“浮肋”。该部分的脊柱呈“C”形，活动范围更加有限，这是由于肋骨和椎骨连接以及椎骨的形状导致。一些生活方式方面的因素——如久坐在计算机前——会极大地改变胸椎自然的“C”形曲线，导致弯腰驼背、胸部凹陷。

腰椎（L1～L5） 腰椎或下腰背起着承受体重的重要作用。所以腰椎比其他脊柱部位要大得多。腰椎自然的曲线形成反向的“C”形。腰椎下侧是最具有活动性的地方。下腰背通常过度紧绷和受到压力，使其在手提重物或负重时扭动身体容易导致扭伤。下腰背是最常见的不舒适的部位和最容易发生腰椎间盘突出的部位。对于跑者来说，拥有一个健康的下腰背尤为重要，因为在跑步时负重和相关的生物力学压力是更加突出的。

骶骨（S1～S5） 骶骨位于脊柱的底端，在两大髋骨中间，连接着骨盆，5节骨形成一个三角形。骶骨附着在骨盆的两侧形成骶髂关节（SI）。这些关节可能（通常）会过于疏松，也可能过度紧绷或错位，任何一种问题都会导致疼痛。骶骨在进行瑜伽练习时是关键的部位，因为骶骨的活动为其他椎骨奠定基础。

尾椎 在骶骨的下端有另外3～5节椎骨，共同形成尾椎（或尾骨）。这是尾巴进化所遗留的痕迹。虽然尾椎没有特殊的作用，但在瑜伽练习中是非常有用的参考点，有助于指导脊柱活动。

后背肌肉

除了骨骼和起支撑作用的韧带，大量复杂的肌肉群也支撑着脊柱，增加其在静止时支撑身体的能力，同时让躯干可以多个方向活动。脊柱主要的活动是屈曲（前屈）、伸展（后弯）、侧屈（向侧边弯曲）和转动。一个健康的脊柱在每个方向上都能活动良好。以下是协助脊柱完成各种活动的具体肌群。

伸肌——附着在脊柱后侧，支撑身体站立和提起物件。

屈肌——附着在脊柱前侧，协助身体前屈、弓背和举物。腹部肌肉包括此类肌群。

斜纹肌——附着在脊柱侧边，包裹着胸腔。它们帮助脊柱转动、侧屈以及稳固躯干。

脊柱错位

虽然有许多可能导致背部问题的因素，但良好的姿势是弥补问题的最佳办法。姿势是指身体站立、坐立和平躺的举止行为。孩童时你有着正确的姿势，但是因为生活方式等的影响，许多时候脊柱保持坐姿状态数小时，脊柱开始出现错位的问题。无论姿势好与坏，它时刻都在你的生活中。正确的姿势使你看起来并感觉更健康，同时能增加年轻活力和自信，而且也是远离疼痛的第一步。对于跑者来说，改善身体姿势可以促使跑步姿势更加正确，使步幅更具有效力。

当身体姿势正确时，脊柱和提供支撑作用的背部肌肉和韧带在站立、坐立、步行、跑步和其他负重活动中所承受的负担都是最小的。正确的姿势有助于脊柱保持自然的“S”形曲线。这种弯曲结构使脊柱更加强壮、更富弹性，在站立或坐立以及活动时，分布力学应力。当脊柱曲线呈自然状态时，脊柱是强壮的，它保持身体站立、行走和跑步时的平衡和稳定。

正确的姿势同时也能预防疲劳，因为肌肉使用效率更高，节约了能量。排列合理的脊柱的骨骼、肌肉和韧带，在日常活动和运动跑步时能保证脊柱的活动平稳且无痛。脊柱的失衡会导致身体的其他部位进一步失衡，因为身体的各部位试图互补。

以下是导致脊柱错误姿势的各种因素。

- 无意识
- 体重超重

■ 腹肌无力

■ 上半身肌肉虚弱

■ 紧绷的肌肉

■ 穿高跟鞋

■ 糟糕的工作环境

■ 错误的坐立和站立习惯

脊柱错位的现象很常见，这说明了脊柱自然的曲度被扩大或不在合适的位置上。以下是脊柱曲度异常的主要类型（图6.3）。

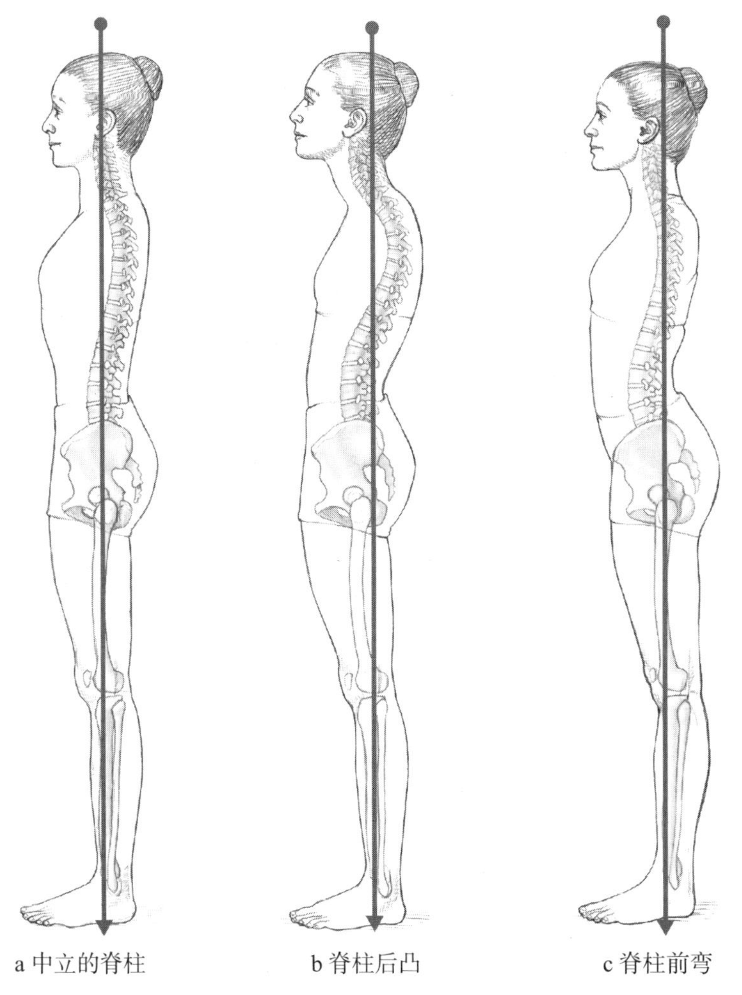

▶ 图6.3　脊椎曲度反差

脊柱前弯——通常被称为“脊柱前凸”，就是腰椎过度地向前弯曲。这是由于臀部生物力学的失衡或虚弱的腹肌所导致的。腰椎自然的曲度可能也会变平，这可能是由于过度紧绷的腘绳肌和后背肌肉，以及一些蜕化因素，例如关节炎。

脊柱后凸——是指上背部异常拱起，导致头部向前突出。脊柱异常后凸可能是因为错误的姿势、虚弱的背部肌肉和韧带，或者是由于一种身体结构条件所导致的。

脊柱侧凸——是指脊柱向左或右侧的异常曲度。可能是由于重复性动作模式导致肌肉异常紧绷，引起腰椎错位。先天性脊柱侧凸是由一出生就有的，但无论是什么原因，都会引起极大的不适感。

如果脊柱曲度异常相对轻微，会时不时出现轻微的不适。然而，若长时间不治疗，这些模式会在身体中形成习惯，直到发展成为慢性背部疼痛。

跑步、瑜伽与脊柱

跑步是一项负重运动，在周期内产生重复应力。有些人跑步时会出现背部疼痛，尤其是下腰背疼痛，无疑给跑步加剧了潜在的背部问题。若不及时进行治疗，背部疼痛会加重，或导致身体的其他部位出现问题。正确的跑步姿势使身体体重均衡分布，而不是使下腰背承受较多的重量。

人们总是很容易就将下腰背疼痛归因于跑步，跑步确实会导致这一问题，然而，一整天都坐着或许才是最大的元凶。当坐着时，尤其是久坐，下腰背处于久坐不动的状态，受到压迫，变得无力。跑步仅仅只是加剧了这些问题，进一步压缩、紧绷背部。

为了能健康地跑步，需要多注意脊柱。当然，其中最佳的办法之一就是在每星期的健身计划中加入瑜伽练习。瑜伽将通过拉伸、强健和修复脊柱，释放久坐和跑步产生的影响。

虽然瑜伽练习可以追溯到数千年前，但随着近年来人们对瑜伽欢迎程度的增加，研究者对评估瑜伽产生的相关健康益处更加感兴趣。瑜伽对下腰背疼痛的治疗作用就是其中一个重大益处。关于瑜伽有利于改善背部疼痛的大量研究发表在《内科学文献》（*Archives of Internal Medicine*）杂志上，其结果显示，连续12周的瑜伽课程改善了背部功能，以及缓解了慢性下腰背疼痛问题。这对已经体验过瑜伽好处的人来说并不奇怪。

瑜伽的传统角色首先是一个健康管理体系，最重要的是有利于脊柱的健康。几乎所有的瑜伽体式都运用到了脊柱。瑜伽练习需要脊柱往各个方向移动，即伸展、屈曲和扭动。因此，瑜伽有潜力从可能造成危害的各个方面来帮助脊柱。瑜伽体式锻炼并强健躯干的肌肉，增加脊柱的柔韧性以及改善脊柱排列。对于定期练习瑜伽的人来说，稍微长高的现象并不少见。

健康的脊柱对整体健康的重要性在于，脊柱柔韧性好，人会变得年轻。让我们看一看瑜伽有益于脊柱健康的具体方式。

肌肉组织 我们当中的许多人，各种背部肌肉都是虚弱和紧绷的。瑜伽拉伸了这些肌肉，同时也增强了肌肉。另外，背部疼痛的另外一个主要原因是腹肌无力，瑜伽提供了大量的练习机会来锻炼核心部位。

骨结构 过度紧绷的后背肌肉，加上坐姿、站姿的不正确和行走的负重，导致脊柱受到压缩，椎间盘不断受到压力。通过瑜伽练习，脊柱得到延长，释放了压力。另外，许多的瑜伽类型都可以帮助提高骨骼负重力量。相关肌肉不断地收缩和拉伸，加快了骨骼血流的供应，提供了骨骼健康所需的重要营养物质。

姿势 正如前面章节中所提及的，不良的身体姿势是脊柱错位最主要的原因。即使是在短短的几节瑜伽课后，你会对日常活动中的身体姿势更具有觉察意识。

意识的提高对如何摆放身体姿势有着迅速的影响。而且，瑜伽在拉伸过度紧绷的肌肉的同时也改善了姿势，有助于平衡脊柱两侧的肌肉。一段时间后，当肌肉形成习惯，良好的姿势就变得自然而然了。

中枢神经系统 各种瑜伽体式除了帮助锻炼支撑脊柱的肌肉外，还能加快中枢神经系统的脑脊液的流动。这一作用通过瑜伽深呼吸得到了加强，瑜伽深呼吸给身体液体的流动注入了活力，包括脑脊液。有人认为，瑜伽产生的身心作用可能是增加了脑脊液的结果。

有益于脊柱的瑜伽体式

所有的瑜伽体式都对脊柱有影响。其实，了解瑜伽体式对脊柱作用的预期效果，是了解体式基本性质的关键。该部分内容中的体式包括一些有益于脊柱的基础且重要的体式。一般而言，中立脊柱的定义是指脊柱在自然曲度时，形成所需的“S”形。除另作说明，这是在瑜伽体式中所需的脊柱形状。

平衡站立式，双臂举过头顶（简易树式）

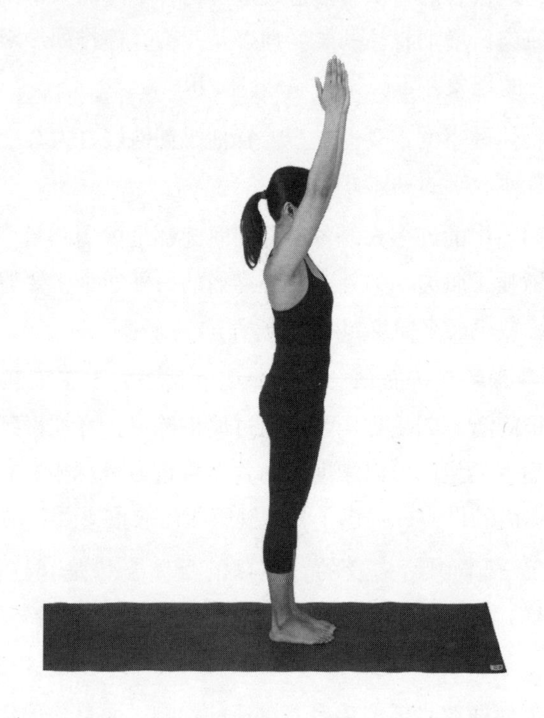

动作说明

1. 从平衡站立式（山式）开始。
2. 双臂从体侧向上打开，手掌朝向前侧，由指尖向上延伸。
3. 缓慢将手臂举过头顶，直到双臂与肩同宽。
4. 保持手臂伸直，手肘不要弯曲，掌心相对。
5. 上臂骨向下沉以保证它们位于肩窝中。
6. 从手臂至指尖向上延伸，拉伸从脊柱底部开始。保持双脚站牢在地面上。
7. 肩胛骨向下压，保持肩部放松（不要耸肩）。

作用

- 拉伸后背表层肌肉
- 延伸脊柱
- 拉伸肩部
- 锻炼上背部

站立侧展式（风吹树式）

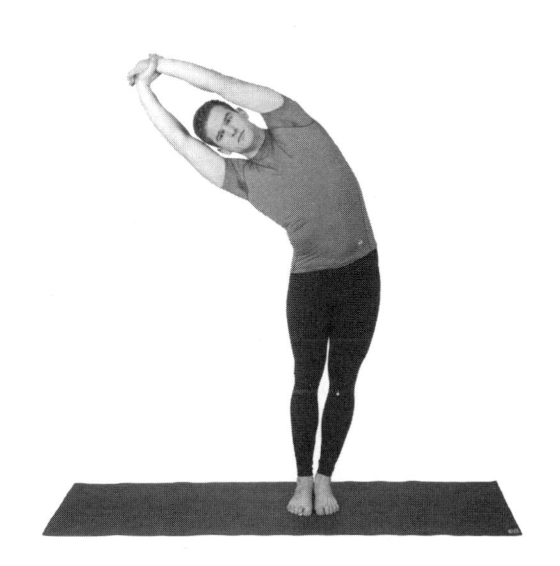

动作说明

1. 从手臂举过头顶的平衡站立式开始。
2. 右手抓握左手腕，然后向右弯曲身体。随着右手臂向右拉，左肩下沉。
3. 臀部保持不动，面朝前方。
4. 双脚稳稳地站在地面上。
5. 保持深呼吸，感觉胸腔随着呼吸扩张。尝试随着每次的呼吸加深侧伸展。
6. 在另一侧重复该动作。

作用

- 拉伸腹斜肌
- 拉伸躯干和脊柱两侧

半下犬式

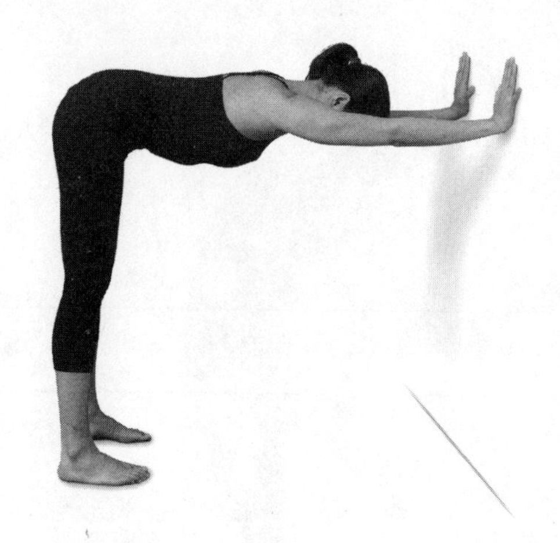

动作说明

1. 从平衡站立式开始，双脚打开与髋同宽，脚朝向墙面。
2. 手掌在与臀部同高的位置处贴在墙面上，手指张开朝向上方。
3. 双脚远离墙面，从臀部弯曲身体直至上半身与地面平行。保持臀部位于膝盖上方，双膝位于脚踝正上方。
4. 伸直双臂，保持耳朵与上臂同高。
5. 收紧腹肌以支撑下腰部。
6. 双手用力推墙面，臀部远离墙面延伸以延长脊柱和躯干两侧。
7. 双腿伸直，股四头肌收缩，双脚牢牢地站在地面上。

作用

- 拉伸脊柱肌肉
- 恢复椎间盘活力
- 拉伸肩部和胸部
- 拉伸腘绳肌和小腿
- 拉伸双臂和双腿

猫狗伸展式

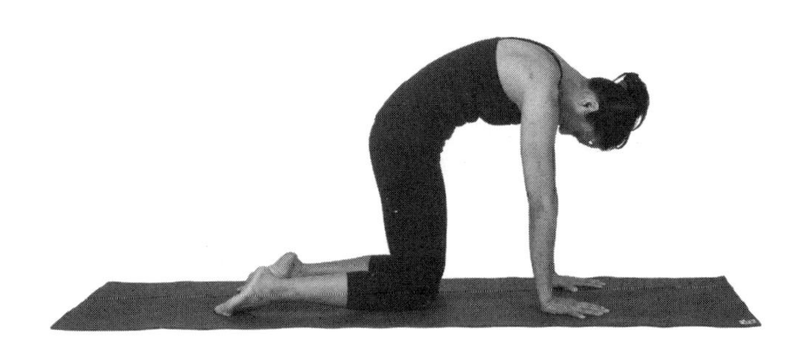

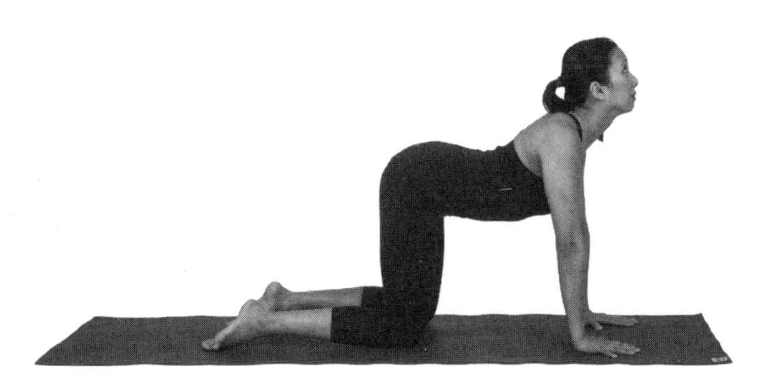

动作说明

1. 从双手和双膝着地开始。双手指尖张开，位于双肩正下方，膝盖位于臀部正下方。脚背靠落于瑜伽垫上，脊柱位于中立位置。
2. 呼气，腹部内收，肚脐向下腰背方向上提，背部向天花板方向拱起（猫式）。尾椎骨向下沉。放松双肩，让头部垂下。
3. 吸气，放松下腰背，坐骨向上提起，胸骨向前推，眼睛看向天花板。
4. 两个动作交替进行，呼吸与动作相互配合。结束体式时，脊柱回到中立位置。

作用

- 运动椎骨
- 温柔地按摩脊柱和体内器官

婴儿式

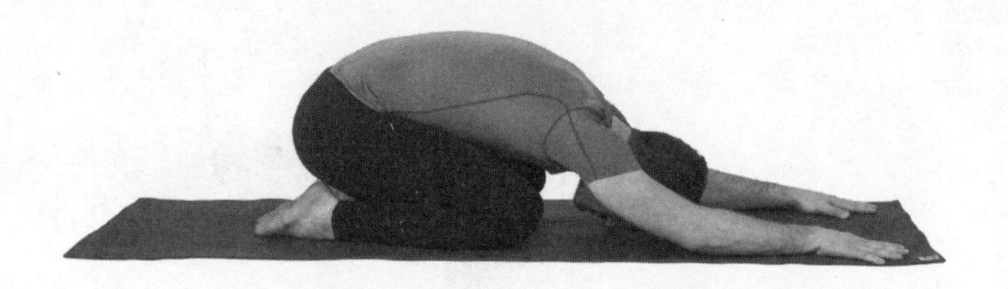

动作说明

1. 从双手和双膝着地开始，双脚靠拢，双膝打开与髋同宽或稍宽一些。
2. 胫骨和脚背按压在瑜伽垫上，缓慢向后推臀部，使坐骨位于脚后跟上。
3. 伸展上半身，前屈，然后前额贴靠在瑜伽垫或折叠的毯子上。为了进一步拉伸背部，手臂可以向前伸直出去，或者为了放松，手臂可以弯曲，环绕在大腿旁。
4. 背部应拱起。放松下腰背和上半身，并深呼吸，随着呼吸伸展下腰背。

作用

- 拉伸脊柱肌肉，尤其是下腰背
- 可以缓解下腰背的疼痛和不适
- 全身放松

下犬式

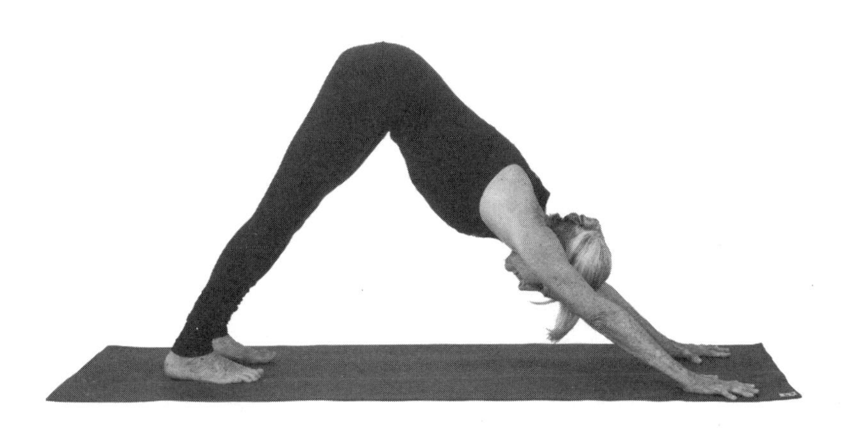

动作说明

1. 从双手和双膝着地开始，双手位于双肩下侧，双膝略微在臀部后侧。双臂伸直，手肘内侧相对，伸展手指和手掌，掌根稳固在地面上，然后指尖伸展出去。
2. 向下蜷曲脚趾，臀部向上和向后推。开始时保持双腿弯曲，手用力推地面的同时朝天花板方向推动臀部。
3. 通过向后推大腿骨、胫骨和脚后跟来伸直双腿。试着向天花板方向倾斜坐骨。
4. 收缩股四头肌的同时伸直双腿，但不要锁紧膝盖。
5. 腹部内收，肩胛骨在后边扩宽。
6. 随着肩胛骨向尾骨移动，颈底部和上臂之间（肩架）应放松。
7. 让头部下沉放松。

作用

- 拉伸脊柱肌肉
- 恢复椎间盘活力
- 拉伸腘绳肌、小腿、跟腱和双手
- 拉伸肩部和胸部
- 锻炼手腕、手臂、腿和上半身
- 恢复全身活力
- 对于跑者来说，是一个必须要练习的体式

手杖式

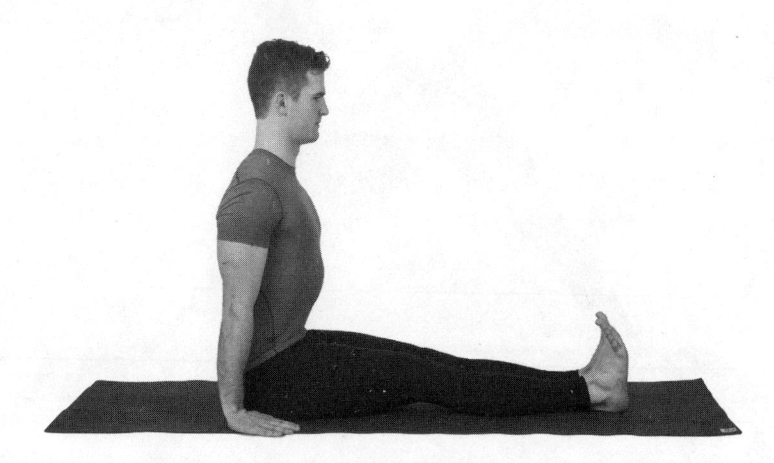

动作说明

1. 坐立姿势，放松坐骨肌肉以使坐骨均衡着地。
2. 伸直双腿，大腿略微向内旋。
3. 屈曲双脚，用脚后跟向前推。
4. 手掌位于臀部旁边，手掌推地面。肩胛骨放松，向身体中间推挤以上提胸骨和扩展锁骨。挤压腋窝后侧。
5. 腹部和肋骨前侧内收以支撑下腰部。
6. 从骶骨底侧至头顶延伸脊柱。
7. 如果下背部太紧而无法坐直，可以坐在瑜伽砖上。

作用

- 有利于坐立时脊柱挺直，改善姿势
- 拉伸后背肌肉、肩部和胸部
- 拉伸腘绳肌和小腿
- 锻炼腹部

简单坐立扭动式

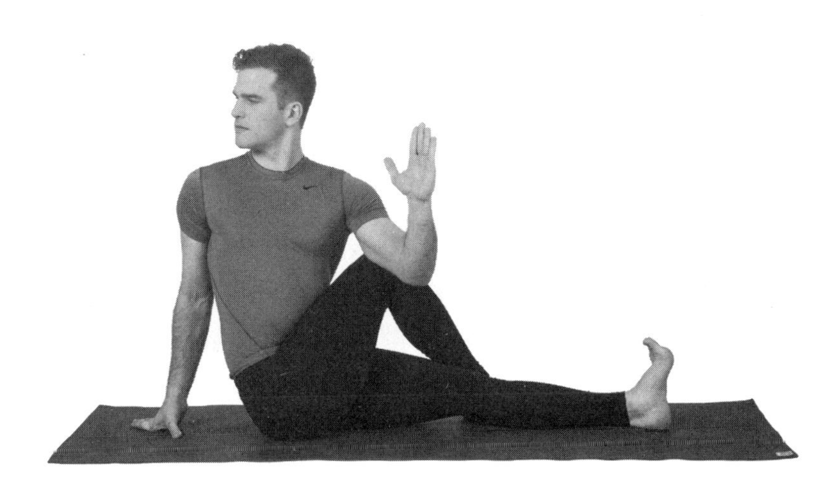

动作说明

1. 从手杖式开始，弯曲右腿，把右脚放在左大腿外侧，保持右侧坐骨着地。
2. 左臂搭在右腿膝关节处，右手位于身后的瑜伽垫。为了加深转动，左肘可以位于右膝盖外侧，且手做停车标志。手臂和膝盖相互推阻。
3. 将右腿大腿推向胸部，从脊柱底部向右侧扭动躯干，随着扭动幅度加大，延长脊柱。躯干两侧内收以保持脊柱挺直。
4. 肩胛骨向下沉。上提胸部右侧。
5. 保持该体式。每一次吸气，延长脊柱；每一次呼气，加深扭动。
6. 然后放松回到手杖式。
7. 在另一侧重复该动作。

作用

- 拉伸后背肌肉
- 拉伸腹斜肌
- 刺激血液进入腰椎
- 提升脊柱的柔韧性
- 刺激重要器官

大腿靠胸式（双腿锁腿式）

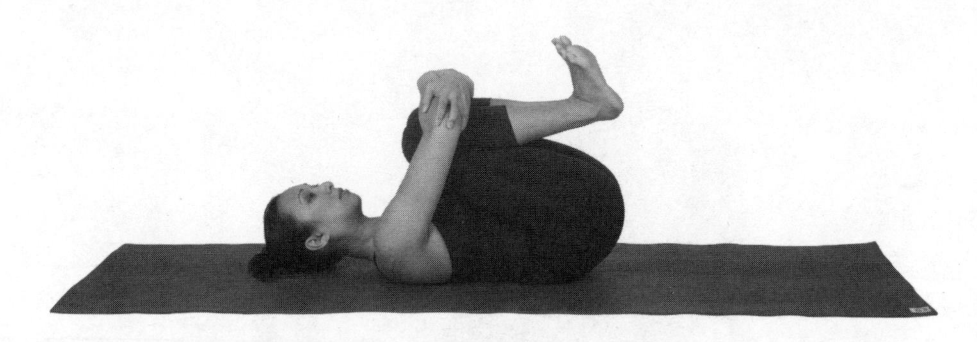

动作说明

1. 仰卧于瑜伽垫上，弯曲膝盖，双臂环绕胫骨，然后把大腿朝着胸部下压。
2. 屈曲双脚，放松腹部，把膝盖拉近胸部。深呼吸，随着吸气，感受下腰背按压地面时延展的感受。

变式

1. 抬起头部，为加强拉伸，将前额贴靠膝盖。
2. 缓慢向两侧滚动身体，按摩下腰背。
3. 然后前后滚动按摩脊柱。

作用

- 拉伸整个背部肌肉，尤其是下腰背
- 按摩和运动脊柱
- 整体放松

仰卧脊柱扭动式（鳄鱼扭转式）

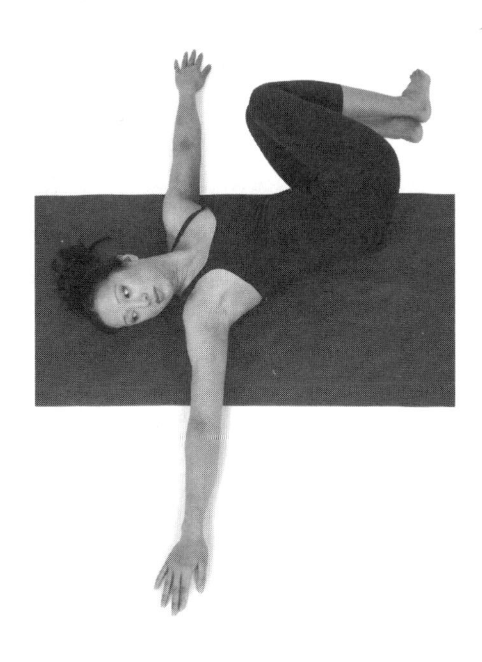

动作说明

1. 从大腿靠胸式（双腿锁腿式）开始，双侧手臂与肩同高向两侧伸直出去，掌心朝下。保持双膝靠拢，向左侧转动双膝，并且尽可能地贴靠地面。
2. 转动头部，看向右侧。
3. 右肩按压在瑜伽垫上。
4. 在另一侧重复该动作。

作用

- 拉伸脊柱肌肉
- 活动腰椎
- 拉伸腹斜肌和臀部

开胸式（蝗虫式的变式）

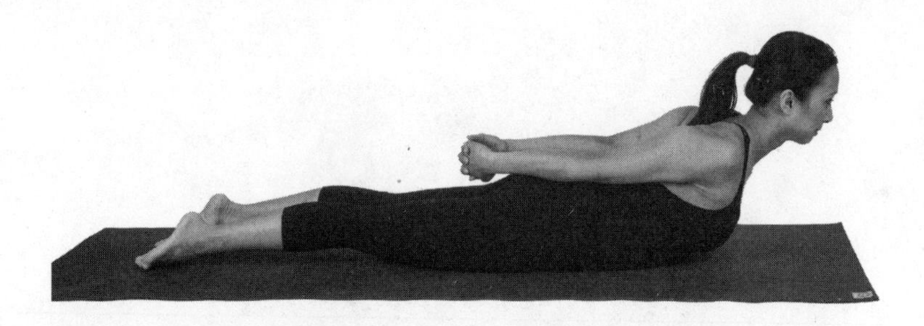

动作说明

1. 俯卧于瑜伽垫上，前额贴靠瑜伽垫，脚背按压瑜伽垫。脚踝外侧向内旋转，这样脚踝就不会向外张开，脚背平放于瑜伽垫上。
2. 手指交叉放于后背。
3. 伸直双臂抬离身体，朝双脚方向伸展手臂。抬起胸部远离地面。肚脐向下腰背方向内收。
4. 前侧髋骨按压在瑜伽垫上。
5. 肩胛骨下沉以扩展锁骨，打开胸部。

作用

- 锻炼脊柱肌肉
- 锻炼腘绳肌
- 锻炼核心部位
- 拉伸双肩、胸部和腹肌
- 改善上背部驼背状况和改善姿势

眼镜蛇式

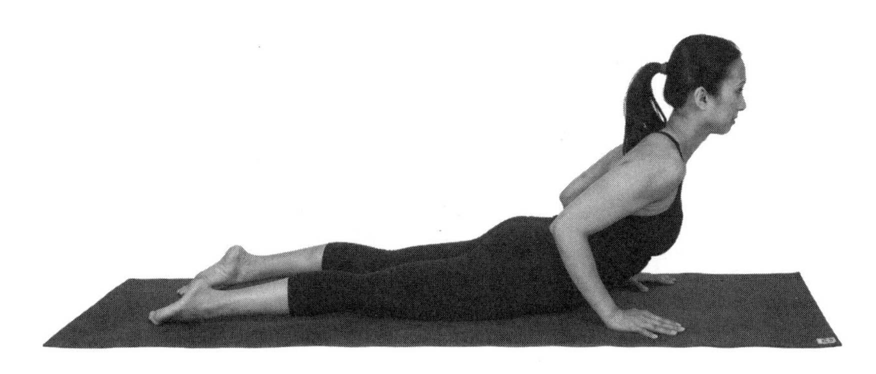

动作说明

1. 从开胸式（蝗虫式的变式）开始，做好准备。
2. 弯曲双臂，将双手放在下侧肋骨下方的瑜伽垫上。双肘贴靠身体，然后向脚的方向延伸，感觉到肩胛骨往下沉。
3. 伸展脚趾，脚背按压在瑜伽垫上，双腿用力使上肢继续抬离地面。
4. 躯干两侧向前延长，抬起胸部，胸骨上端指向天花板。慢慢开始伸直双臂以进一步上提胸部离开地面，髋部一直保持贴靠地面。保持双肘贴紧身体两侧，且髋骨前侧按压地面。
5. 双肩不要朝着耳朵方向上提；相反，肩部向后推压以进一步扩展胸部。
6. 眼睛向前看或略微往上看，注意下巴不要向前伸、颈背不要蜷缩。保持颈背延长。

作用

- 锻炼脊柱肌肉
- 锻炼腘绳肌
- 锻炼核心部位
- 拉伸双肩、胸部和腹肌
- 改善上背部驼背状况和改善姿势

蝗虫式

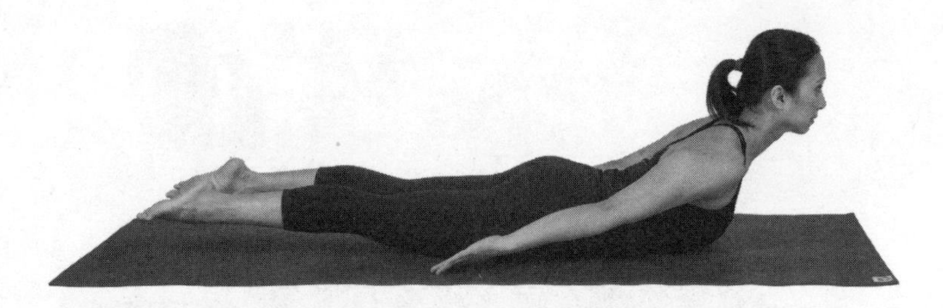

动作说明

1. 从开胸式（蝗虫式的变式）开始，做好准备。
2. 双臂位于体侧伸直，掌心朝上。
3. 髋骨前侧按压地面。
4. 手背按压地面，扩宽锁骨，上提胸部和上肢离开地面，胸骨上端向前上方指向天花板。抬起头部，使其跟随上肢活动，保持头部与双肩在同一平面上。收缩腹部以支撑下腰背。
5. 双腿伸直，收缩腘绳肌。使劲向地面按压脚背，伸展脚趾。保持髋骨前侧着地，从大腿上端开始，双腿抬离地面，不要弯曲双膝。使劲收紧腿部肌肉使其保持伸直。若下腰背不适，只需要抬起一条腿，然后另一条腿重复该动作。
6. 抬起双臂与地面平行，通过指尖延伸出去。就像有重力施加在上臂后侧，手臂向天花板方向上推以对抗向下的阻力。肩胛骨用力往后推，保持锁骨扩展。
7. 眼睛向前看或略微向上看，注意下巴不要向前伸、颈背不要蜷缩。保持颈部延长。

作用

- 锻炼脊柱肌肉
- 锻炼腘绳肌
- 锻炼核心部位
- 拉伸双肩、胸部和腹部
- 改善上背部驼背状况和改善姿势

挺尸式

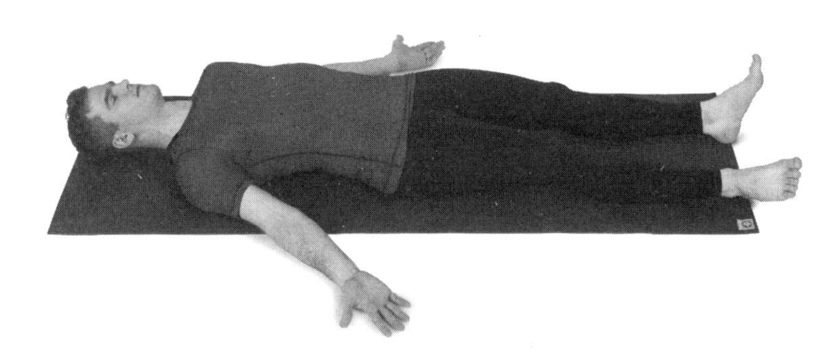

动作说明

1. 仰卧在瑜伽垫上，双腿伸展开，双脚打开与髋同宽，手臂位于身体两侧，掌心向上。如果下巴高于前额，放一个折叠的毯子在头部下面。
2. 若双腿伸直时下腰背不舒服，在双膝下侧放一个长枕或卷起的毯子。然后弯曲双腿，双膝保持靠在一起，双脚打开与髋同宽。
3. 轻轻闭上眼睛，在放松和释放颈部与双肩的紧张时，左右转动头部。使头的后部处于中立位置，落在瑜伽垫上。使身体的重量完全沉向地面。保持下巴、喉咙和嘴放松。保持静止不动，同时有意识地放松全身每块肌肉和每块关节。
4. 如果你的思想游离，把注意力拉回到你的身体和呼吸上，保持住。该体式可以持续3~10分钟。一般来说，其长度是根据瑜伽练习的长短来决定的：练习越长，挺尸式持续时间越长。不存在对与错，只要你有时间，可以尽可能长时间地保持该体式。
5. 不要跳过该体式！如果练习时间很短，那就花一两分钟来进行该体式的练习。
6. 结束该体式时，缓慢移动你的手指、脚趾、手腕和脚踝；伸展手臂举过头顶；然后双腿和双臂伸直开来。缓慢弯曲膝盖，然后向一侧转动身体，使头部靠在一侧的手臂上。在这个姿势上停留片刻，注意身体和心里的感受；然后去跑步吧！

作用

- 使身体恢复正常状态，帮助身体整合瑜伽练习产生的作用
- 放松身心
- 刺激副交感神经系统，疗愈身体，同时放缓心率和呼吸，使你平静且充满能量

参考文献

Sherman，K.J.，D.C. Cherkin，R.D. Wellman，et al. *A Randomized Trial Comparing Yoga，Stretching，and a Self-Care Book for Chronic Low Back Pain*[J]. Archives of Internal Medicine，2011，171（22）: 2019-2026.

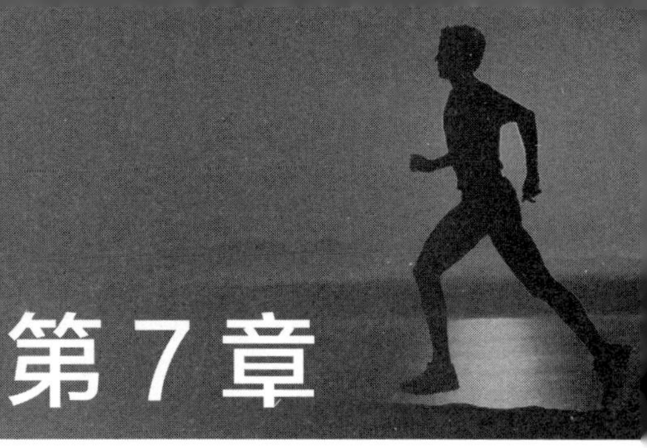

第 7 章

核心力量：跑步成绩最大化

当被问及如何定义核心部位时，迄今为止多数人都会说就是腹部。但是由于普拉提和瑜伽这类训练的受欢迎程度不断提高，核心部位的定义就变得更加精确。

每个人都认为核心部位包括腹肌，但是我们将核心部位的定义扩展开来，包括了其他肌群。就目前来说，核心部位包括许多躯干的肌肉，身体前侧、侧边和后背的肌肉，而且还包括骨盆底和上半身。要注意到，一些附着在髋部上的肌肉，有着连接腿部和躯干的作用，决定着核心力量。有关这些肌肉的相关内容在第9章（髋部：释放能量）。

随着人们对核心部位了解的日益深入，我们也更加了解了核心力量和运动成绩的关系。实际上，随手翻开一本有关健身的杂志，你至少能找到一篇关于核心部位的文章。事实是，每项运动的好成绩都得益于强大的核心部位。

强大的核心部位支撑着每日的活动，也是良好健康的基础。无论是坐着、站着、走路、跑步、转动身体或抬起物品，强大的核心部位使这些活动能够轻松地进行。若患有下腰背疼痛，普遍的治疗方法都涉及增强核心部位的锻炼。

核心部位的结构

让我们开始检测组成核心部位的主要肌群。并非对所有核心肌肉进行全面检查，只是多加注意关键的肌肉，从而进行安全、高效的瑜伽练习。

腹肌

腹肌（图7.1）对核心力量有着主导作用。腹肌包括躯干前侧、两侧和后侧的肌肉，从骨盆延伸至肋骨下侧，是共同支撑躯干的一组肌群。它们在活动时支撑着身体，同时为保持身体直立提供稳定性。腹肌对身体的支撑至关重要，在呼吸中发挥作用，尤其是呼气时，腹肌帮助气体从肺部排出。一般而言，越在深处的腹肌越靠近脊柱，越有利于支撑躯干和脊柱。

腹直肌　腹直肌是腹肌中最表层的肌肉，可以形成许多人所向往的六块腹肌的模样。腹直肌的作用在于向前弯曲脊柱，以及如同卷腹动作把胸腔拉近骨盆。因为许多人追求腹部清晰可见的六块腹肌，所以该肌肉通常被过度锻炼。和其他过度收紧的肌肉一样，腹直肌会变得过度紧绷、缩短并长期处于屈曲的状态。这对脊柱的自然曲度有着不利影响。

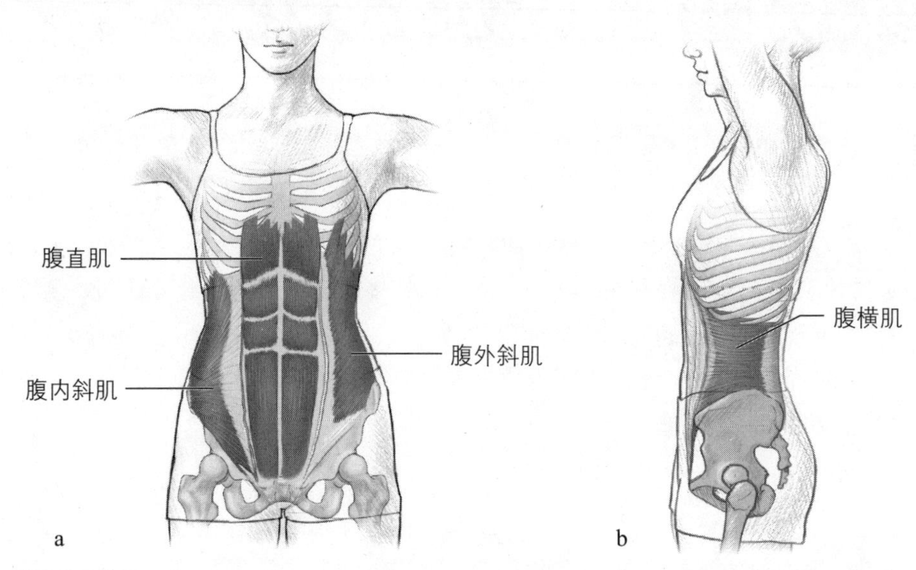

▶图7.1　腹肌

这并不是说腹直肌不需要加强锻炼。腹直肌需要增加，但也需要拉伸以延展身体，例如进行后仰动作。一个强大且柔软的腹直肌在不变动脊柱自然曲度的情况下支撑着脊柱。

腹斜肌　腹斜肌由两组肌肉构成——腹内斜肌和腹外斜肌，它们分层堆积，给躯干提供了极大的身体支撑。腹内斜肌和腹外斜肌的肌肉纤维按照不同的方向分布，共同协助完成身体的转动，使躯干可以左右扭动和伸展。

腹横肌（TA）　腹横肌是最深层的腹部肌肉，就像一个束腹带环绕着身体。在抚平腹壁和保持内脏器官在合适的位置的同时，腹横肌对支撑脊柱和稳定腰椎及骨盆起着至关重要的作用，其被认为是核心稳定的关键肌肉。不像其他的腹肌，腹横肌不易被看到，因此在训练中通常被忽视。在咳嗽、呕吐和分娩等情况下，腹横肌自动收缩。学习如何在静止和活动时隔离和收缩腹横肌，在练习负重的瑜伽体式时非常重要，例如在手臂平衡式和四点支撑式中。虽然开始练习时，收缩腹横肌是一个有意识的行为，但它最终会成为自动行为。这也是本书中介绍的锻炼核心力量很好的方式。

不像其他的肌肉因锻炼缩短后导致身体的某些部位发生错位，腹横肌越用越强大。强壮且健康的腹横肌支撑身体并稳定躯干，这样，其他的肌肉就可以有效地工作。若你有意提高跑步能力并减少受伤风险，那么训练中必须包括专门增加核心力量的锻炼，尤其是要找到腹横肌的位置，然后锻炼它。

找到腹横肌

传统的仰卧起坐可能可以也可能无法锻炼腹横肌，这取决于如何进行仰卧起坐。如果腹横肌无力，锻炼自然转移到腹直肌、腹斜肌或臀肌。鉴于腹横肌是重要的角色，学习如何运用和锻炼腹横肌是很重要的。随着对腹横肌的熟悉，能够通过各种活动锻炼它，运用它将成为自然而然的事。然而，在初始阶段，你需要学习如何区分开和感受该肌肉。

1. 仰卧于瑜伽垫上，双腿弯曲，双脚打开与髋同宽，双臂舒适地放在身体两侧。
2. 骨盆位于中立的位置，双脚按压地面，把骨盆抬离地面几厘米，然后缓慢落放于地面。骶骨应平放于地面。
3. 脊柱应该位于中立的位置，腰椎的曲度应是在地面与后背之间留出一小块空隙。然而，如果中立的脊柱与地面之间形成一个较大的拱形或者没有拱形，则不要有意地去改变。开始的时候，你的身体将自然进入中立的状态。随着瑜伽练习改善肌肉的不平衡，脊柱曲度将会发生变化。
4. 进行几次腹式呼吸（见第3章），从内到外使腹部柔软和放松下来。
5. 将指尖放在骨盆前侧的两个突出的髋骨上，然后指尖向内腹部中间移动1～2英寸（2.5～5厘米）。保持骨盆不动，咳嗽几次，感觉指尖下面肌肉的收缩，这就是腹横肌。咳嗽几次，观察该肌肉的收缩，然后在不改变下腰背拱起的情况下，使腹部扁平下来。
6. 现在有意识地收缩腹横肌，就如同咳嗽产生的效果一样。你应该能感觉到下腹部扁平，出现凹陷。想象一下，当腹部随着束腹带收紧而内收时的情景。骨盆不要倾斜，或下侧肋骨向上张开。
7. 保持腹横肌收缩，进行5次深度的喉式呼吸（见第3章），然后放松。确保放松肩部、颈部和下颌。

8. 重复5～10次。

仰卧的姿势最容易进行分辨和收缩腹横肌的练习。一旦你能够完成腹部凹陷，你就可以在任何姿势下进行该训练。注意，站立时肋骨下侧不要扩张，这一点很重要。该训练是支撑脊柱非常有效的方法，当搬运和抬起物件，或从椅子上起身，或前屈时，收缩腹横肌会起到帮助作用。另外，如果在跑步时你感觉姿势倾斜，记住使用该方法。

髂腰肌

髂腰肌包括腰大肌、腰小肌和髂肌。腰肌呈管状，是髂腰肌的一部分（图7.2）。腰肌附着于T12和所有腰椎上，在臀部与髂肌相连，形成内侧股骨的一根肌腱。

髂腰肌难以捉摸，是最深的核心肌肉，是唯一直接连接脊柱和腿的肌肉，对脊柱健康起到关键作用。

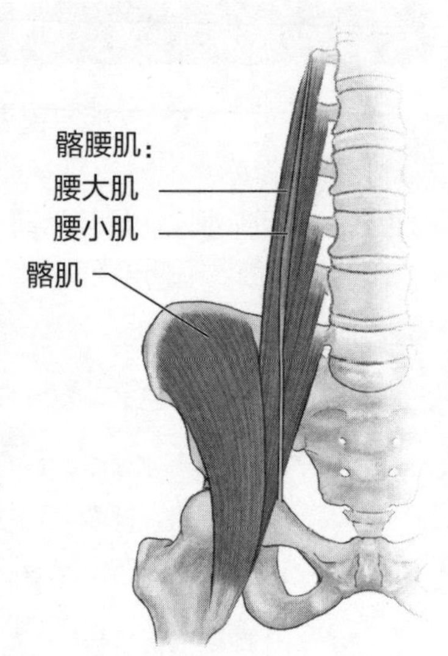

▶ 图7.2　髂腰肌

因为髂腰肌在体内深层，我们无法看见或感受到它，所以许多人没有注意到自己有髂腰肌。然而，髂腰肌对核心力量和脊柱健康起着重要的作用，应对髂腰肌的工作有所了解。你每1.6千米平均走2 000～2 500步，就像最强健的臀屈肌一样，每走一步，髂腰肌收缩一次。另外，在坐姿时，髂腰肌一直处于收缩状态；而我们大部分人生活中有很多时间都是坐着的，很少有时间拉伸髂腰肌。因此，你会发现为什么我们许多人的髂腰肌都如此紧绷。

髂腰肌稳定骨盆和上腹部，还有腹肌和下腰背肌肉。这一部位的稳定性越大，臀部移动起来越轻松。因此，髂腰肌的功能对跑者尤为重要。跑步时每一步都运用到了髂腰肌，当腿向前伸出时，髂腰肌收缩；当腿向后伸展时，髂腰肌延长。健康的髂腰肌在合适的时候通过收缩和拉伸来调节动作，有助于步幅拉长和流畅；但是绷紧的髂腰肌会导致步幅短、小碎步或拖着腿走。我们许多人在锻炼的时候大都忽视了髂腰肌，特别是在拉伸时。然而，大量瑜伽体式中都会进行收缩和拉伸髂腰肌的练习。

而且，健康的髂腰肌能顺利地同其他肌肉合作以支撑身体直立。缩短的髂腰肌使下腰背曲度增加，并且骨盆向前倾斜会导致脊柱错位以及造成其他不良的姿势。

如果你的身体就是这样的情况，那么在跑步时，你将很可能出现这些不良的姿势，会造成臀部、膝盖或下腰背错位等一系列问题。另外，紧绷的髂腰肌给下腰背造成压力，导致下腰背疼痛和腰椎受到压迫。

骨盆底

为了全面了解核心力量，我们需要了解骨盆底（图7.3）。对于我们大多数人来说，该部位是身体神秘的一部分，不是我们通常训练的部位。然而，在瑜伽中，收缩骨盆底是练习核心力量的基本组成部分；这在瑜伽中叫作“会阴收束法”，或“根锁骨盆底”，也叫作“盆膈”。骨盆底是由躯干底部的几块肌肉组成，位于两个坐骨、尾骨和耻骨之间。骨盆底可能会过度紧绷，或者过度虚弱，就像身体其他的肌肉一样，都需要调整。想象一下，这层肌肉就像弹簧垫，收缩时上提，放松时释放。在瑜伽练习期间，你应该学会在需要时有意识地收紧骨盆底，在其他时间放松伸展。最终锻炼出健康、强健的骨盆底，将有许多健康益处。

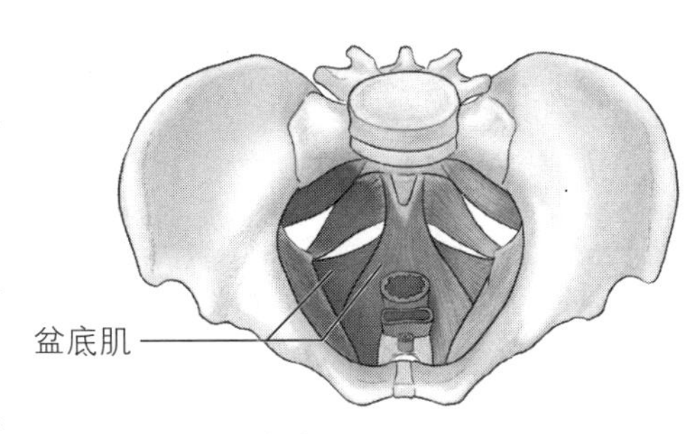

▶ 图7.3　骨盆底

强健的骨盆底有益于膀胱、肠道、直肠和子宫。另外，这些肌肉与腹肌和后背肌肉一起稳定和支撑脊柱。虚弱的骨盆底会导致下腰背和骨盆区域的疼痛。

一旦熟悉了收缩骨盆底后，你可以在任何地点、任何时间里进行强化骨盆底的训练。记住，在瑜伽练习中加入骨盆底的锻炼是很重要的。在瑜伽中，会阴收束法被认为有助于控制能量的流动；在各种呼吸技巧中有的会使用到会阴收束法，用来增加能量和活力。

收紧骨盆底还有助于从核心部位底部开始给予身体支撑，使手臂和腿在长时间保持某体式时更加放松、省力。另外，会阴收束法可稳定骨盆，保护下腰背和骶骨免受扭伤以及过度拉伸。

找到骨盆底

拉伸骨盆底相对而言较容易，而且在许多双腿分开伸展的瑜伽体式中有自然地拉伸到骨盆底。加强骨盆底的训练需要对骨盆底倾注更多的注意力。这是一个简单的肌肉等长收缩的训练。完成这项训练，将会开始你的强健骨盆底旅行。随着该训练变得越加容易，注意将收缩和放松骨盆底贯穿于整个瑜伽练习中，连贯地整合充满能量的身体。起初，练习可能会令人沮丧，因为你可能没有任何感受。不要放弃！这项训练很微妙，却很有力量。

1. 以舒适的姿势仰卧于瑜伽垫上，双腿弯曲。若需要，头部可以用一个折叠的毯子支撑。
2. 进行几次深呼吸，深深地吸气和呼气（见第3章）。
3. 把注意力集中在骨盆底，是在坐骨、耻骨和尾骨之间的位置。
4. 呼气，有意识地收缩该层肌肉，向上、向内拉动骨盆底的肌肉；保持5～10秒。想象一下盘旋的能量流从身体中间向上涌起的场景或许会有帮助。你也将感受到下侧腹部深层肌肉的收缩。不要倾斜骨盆，也不要收紧臀部或大腿。
5. 吸气，然后完全地放松骨盆底的肌肉。
6. 收缩和放松重复进行5次呼吸。然后进行几次腹式呼吸，放松一会儿。
7. 整个循环重复3～5次。

用呼吸协调收缩和放松很重要。首先，你或许需要用力去感受收缩，甚至过度收缩只是为了有感觉。随着不断地进行练习，不需要如此用力，你的身体就能够感觉到该训练产生的微妙感。随着你越来越擅长该训练，你可以在站立和排队，甚至坐在车里时进行该练习。不断去体验，需要的时候将其作为一种能源，比如在冲到坡上或跳上楼梯时。

上半身

上半身的肌肉是核心力量的重要组成部分（图7.4）。我们将专门了解这些肌肉，必须注意在瑜伽练习中加强上半身的训练。虽然我们没有具体讨论手臂的肌肉，但在加强上半身力量的训练中也强化了手臂，包括上臂、手腕和双手。

虽然跑步锻炼下半身，但是上半身并没有得到相应的增强，所以许多跑者的上半身都虚弱无力。如果寻求力量、柔韧性和耐力的平衡，那么加强上半身的力量是不可或缺的。观察任何一位跑者，很容易发现，上半身的摆动与下半身的步幅是一个整体。手臂虽然没有直接承受重力，但是手臂通过摆动以平衡腿的活动和推动身体向前。根据我们的理解，上半身的力量是核心力量的一部分，一个强健的上半身有利于保持姿势正确，给全身提供重要的支撑，因此我们可以更有效和快速地跑步。

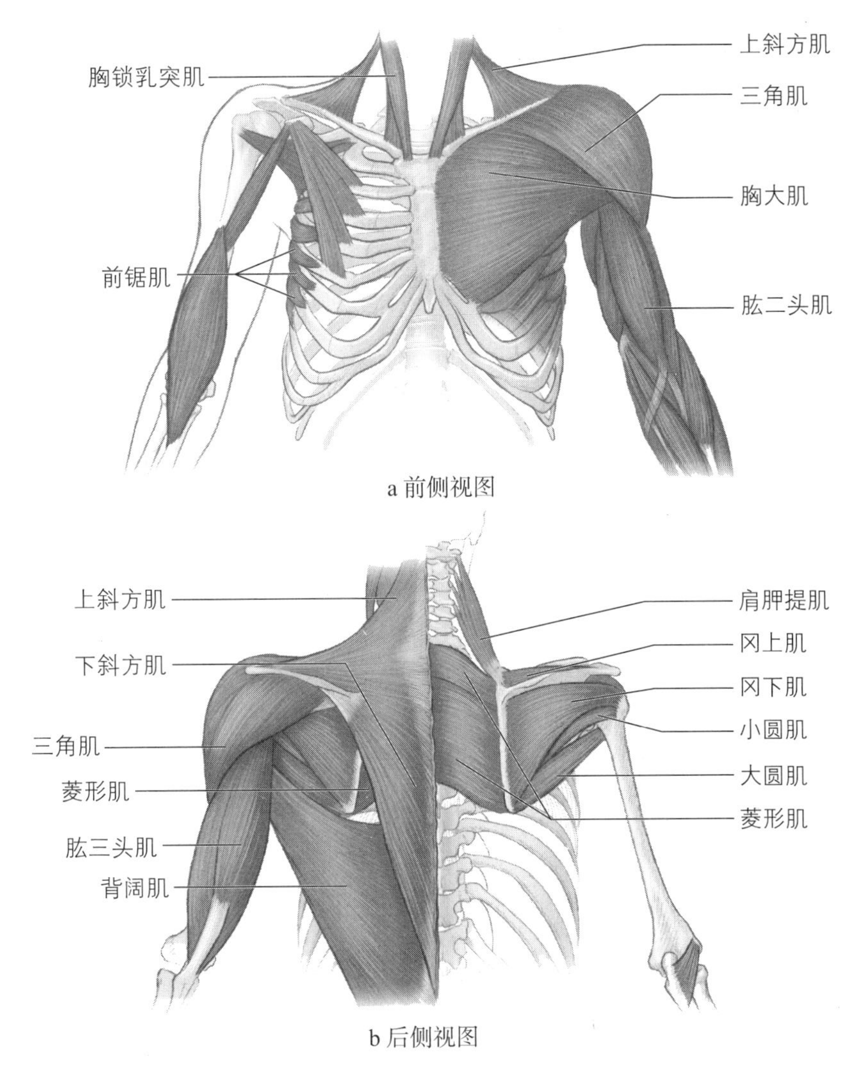

▶ 图7.4　上半身

瑜伽首先教给人们的是身体意识觉察，或许这是最为重要的事情。学习和不断练习如何向后拉动肩部，扩展锁骨以打开胸腔，挺拔站立，这些都有助于形成良好的身体姿势，无论是在活动中还是静坐着。让我们快速了解一下在瑜伽练习中需要关注的上半身的关键肌肉。

斜方肌　斜方肌是分布于胸椎的菱形肌肉。上斜方肌附着在肩胛骨外侧，收缩时肩部上提，如同耸肩。因为一些生活习惯，该肌肉通常处于收缩状态，例如，头部离开中立位置向前倾斜，用头和肩膀夹住电话，拎着沉重的箱包，以及所有的不良姿势。当我们弓背时，斜方肌也是紧绷的，尤其当我们处于压力之下时更是如此。该部位长期处于紧绷状态非常常见。下斜方肌收缩时，肩胛骨下沉，稳定双肩，在承受重力时，这样做尤其重要。通常上斜方肌过度紧绷，下斜方肌虚弱无力，这就导致上背部拱起和颈部收缩。跑者一般都会抱怨在跑步时和跑步后肩部和颈部紧绷。如果你平时上斜方肌紧绷并有耸肩的情况，那么在跑步时这些姿势也会继续显现，跑步只会使情况恶化。斜方肌紧绷除了令人烦恼和不适之外，而且消耗能量，使你更容易疲劳。

缓解颈部和肩膀的压力和负担的第一步，就是发展对身体的觉察意识，这通常是学生在第一堂瑜伽课上要学习的课程之一。觉察意识的提高有助于你在坐立、站立、行走和跑步时更具有专注力，不断强化肩胛骨向后背下沉和保持头部位于双肩正上方。此外，练习一些简单的拉伸技巧可以带来即刻的缓解和治疗效果。例如，按摩治疗和用硬球在紧张的部位滚动按摩，可以起到暂时的缓解作用。

长期有效的治疗就是加强上半身的肌肉锻炼，关键的一处肌肉就是下斜方肌。强健的下斜方肌将中和过度紧绷的上斜方肌的影响。随着恼人的颈部和肩膀的紧绷减退，上半身的姿势将得到改善。负重的瑜伽体式需要收缩下斜方肌。在开始练习时，许多的这类体式对人们来说都具有挑战，但随着有意识地注意细节和姿势，这些支持性的肌肉将得到加强，为日常活动带来均衡和有益的上半身力量。

前锯肌　相比上半身的其他肌肉，前锯肌稍微有些隐蔽，因为它不容易被观察到，但是它在支撑上半身的活动中起着最重要的作用。当前锯肌收缩时，其保持肩胛骨处在固定位置和稳定肩关节，例如在瑜伽的四点支撑式（chaturanga）中，双臂用力支撑在地面上。

在许多瑜伽体式中都用到了前锯肌，它是正确姿势的关键。当上举手臂时，前锯肌保持肩胛骨下沉。锻炼下斜方肌和前锯肌防止双肩向耳朵上提，以减少上半身的紧绷。另外，前锯肌在负重的瑜伽体式中至关重要，可提供上半身的力量和保持稳定性，使你能够安全地完成具有挑战的体式。

背阔肌　背阔肌的字面意思为“后背最宽阔的肌肉”。同其他肌肉一样，为了获得最佳的机能，背阔肌需要增加力量和柔韧性。当该处肌肉紧绷时，其压迫了后背并限制了手臂的活动范围，这会压缩肩关节，导致旋转肌创伤。在提重物时，背阔肌有助于稳定肩关节处的臂骨。

背阔肌和其他背部表层肌肉在许多瑜伽体式中得到了拉伸。最基本的一个体式是保持臂骨位于肩窝中，手臂伸直上举过头顶。此外，这些肌肉可以在后弯等一系列的姿势中得到锻炼。力量和柔韧性的结合可塑造强健的背部、改善身体姿势和强壮躯干，从而轻松应对跑步产生的负重。

跑步、瑜伽和核心力量

正如瑜伽、普拉提、舞蹈和武术所提倡的，核心力量是有效、安全、优雅地进行活动的关键所在。核心部位是指身体的中间部位，双腿和双臂从中发力进行活动。核心部位是身体力量的核心，需要进行强化以实现动作所需的稳定性和柔韧性。无论哪种运动，强健的核心力量是实现最佳运动成绩所必需的。

你初次了解到核心部位和运动之间的联系可能是在你学习如何扔球的时候。你可能被教导不要用手臂发力扔球，而应该用更大的力量把球扔得更远，重心应位于球的后侧。

考虑一下这些动作与跑步的联系，跑步移动的主要是双腿，手臂活动较少。然而，活动的力量来自核心部位。强健的核心部位可稳定躯干，消除不必要的动作，使双腿和双臂更有效且轻松地进行移动。其实，一个强大的核心支撑着腿部的运动，这样能轻松推动身体向前。

跑步效率的提高可减少疲劳、增加耐力、降低损伤、提高速度，并使你成为更加快乐的跑者。强健的核心部位是强大的跑步能力的基础。以下是强健的核心部位的作用。

- 在跑步负重的情况下支撑躯干
- 支撑双腿的活动，使双腿感觉轻松，更易于推动身体向前
- 支撑脊柱和精细的中枢神经系统
- 改善姿势，使身体更加挺拔，改善脊柱排列和身体整体的姿势
- 通过改善姿势，增加自信和自尊
- 因为身体消耗能量减少，不易疲劳，增加了耐力，这对长距离跑步尤其重要
- 提高技能性运动，包括弯曲、转动、上举、行走、爬坡和跑步
- 锻炼背部，防止背部损伤，以及在抬重物时降低受伤的风险
- 提高平衡能力和稳定性

许多人误认为瑜伽对柔韧性要求极高。虽然增加柔韧性是瑜伽练习最主要的好处，但是也能收获极大的身体强健作用，这是创建平衡、健康的身体最基本的要求。平衡的

瑜伽练习需要身体向各个方向移动——前后、左右、转动和倒立。瑜伽需要身体以整体协调的方式移动，如同你每天的自然活动一样。例如：前屈，下蹲捡东西，变换车道时转动头部，转动身体去拿后座的东西，手臂举过头顶去拿高架上的东西和携带重物等。所有这些都是相对简单的活动，然而，核心部位在其中起到了作用。

核心力量运用许多肌肉来协助完成动作。不像举重，肌肉或关节独立完成任务，瑜伽练习中的核心力量训练结合了力量、柔韧性和平衡能力。许多肌肉同时工作，一些收缩，一些拉伸，在体式中执行各种功能。根据提示的不同，运用到的肌肉可能是腹肌、后背、肩膀、胸部、手臂和腿的肌肉等。你自己的体重提供重力作用。这是多么简单！

头倒立是一个极好的全身锻炼的例子，可锻炼稳定性。与对该体式的名称字面理解不同的是，头部只承受30%～40%的体重。其余的体重通过躯干向上抬起，手臂作为地面与躯干之间的桥梁。双腿用力向上延伸，减少了向下的重力，有助于降低重力的作用和减少头部承受的重量。

稳定的头倒立需要力量、柔韧性和平衡能力的结合，但主要的是强壮和稳定的核心力量。学生在学习头倒立时，通常会询问需要多大的腹部力量才能先抬起双腿，然后保持身体倒立。虽然这么说没有错，但是头倒立时颈部、双肩、手臂和后背的肌肉都在用力收紧，加上髋关节的稳定，从而才能产生所需要的稳定性。令人吃惊的是，只要身体姿势正确，用力稳定且均衡，倒立其实非常简单。身体作为一个整体运作，可以游刃有余地保持该体式数分钟。

核心力量的训练在每个瑜伽体式中都有涉及。也就是说，每个体式都需要你利用腹部，以保持平衡和稳定。例如：前屈时，肚脐内收以支持下腰背；站立时，运用核心支撑脊柱；后仰时，拉伸身体前侧肌肉以收缩和锻炼后背肌肉。也有些体式更多地专注于单独的肌群，本章和第11章的瑜伽序列动作中有详细讲解。

正如倒立时，上半身核心部位的肌肉支撑着脊柱，双脚着地时这些肌肉也服务于你。它们稳定躯干，支撑身体直立，改善姿势和帮助所有活动的进行，包括跑步。

有益于核心部位的瑜伽体式

本部分所描述的体式有利于锻炼核心部位。当进行具有挑战的动作时，收缩骨盆底以获得更多的力量和稳定性。其中一些体式仅仅是拉伸经常受到压迫的颈部和肩膀。

卷腹I

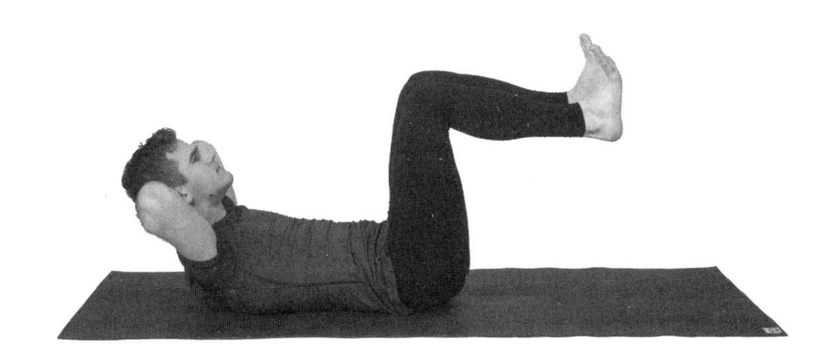

动作说明

1. 仰卧在瑜伽垫上，双腿弯曲，双腿打开与髋同宽。
2. 双脚按压地面，骨盆抬离地面几厘米，然后缓慢地落到瑜伽垫上。骶骨平放于瑜伽垫上，脊柱位于中立位置。
3. 肚脐向下腰背内收，但不向骨盆方向倾斜。如本章前面内容所描述的，收缩腹横肌。
4. 然后双脚抬离地面，双膝位于髋部正上方，胫骨与地面平行。屈曲双脚。
5. 手指在头后侧交叉，卷起胸部、双肩，让头部离开地面。让头部完全沉入双手中。
6. 吸气时，把吸入的空气带入下腰背；呼气时，上半身上提。注意将动作控制在小幅度范围内。
7. 在整个练习期间，注意不要进行以下的动作：
   - 卷腹期间，头部和双肩落在瑜伽垫上
   - 使用身体冲力
   - 向腿部猛拉上半身
   - 让双腿靠向上半身
   - 髋部左右移动
   - 颈部和下颌紧绷

作用

- 锻炼腹横肌

卷腹II

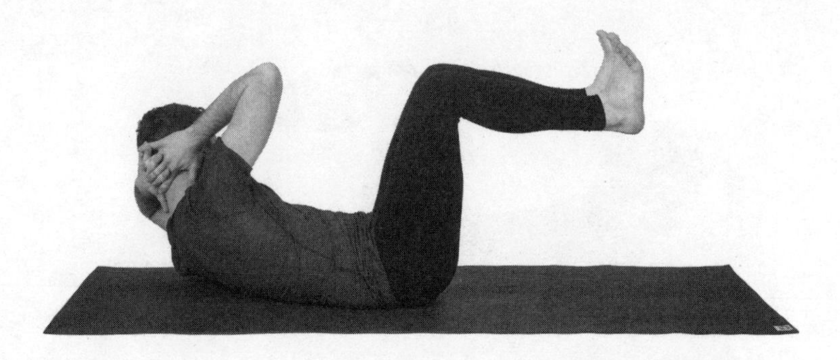

动作说明

1. 如卷腹I式进行动作，但是每次呼气时，使手肘伸向另一侧的膝盖。
2. 保持头部和胸部上提，吸气回到中间位置，呼气转动到另一侧。

注意事项同卷腹I动作说明中的第7步。另外，在延伸手肘时，上提肩膀和上背部，不要让膝盖移至手肘。

作用

- 拉伸腹斜肌

平板式

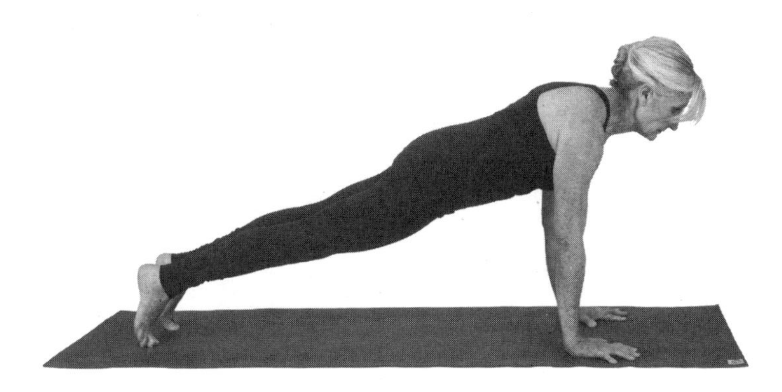

动作说明

1. 双手和双膝着地，伸展手指，用力按压地面。双手分开与肩同宽，双膝打开与髋同宽。
2. 保持肩部位于手腕正上方，双脚向后退直到身体伸直。
3. 上臂骨往后撤以确保肩关节安全。
4. 肩胛骨在后背稳固，向远离脊柱方向伸展肩胛骨。
5. 伸展锁骨和上提胸骨。
6. 脚后跟向后推，收缩大腿。
7. 腹部内收，上提下侧肋骨。尾椎骨向脚后跟方向推。从头至脚，身体处在一个平面。
8. 眼睛略微向上看，保持喉咙放松、目光柔和。
9. 自始至终，该体式和下面的体式（四点支撑式），不要进行以下动作：
   - 骨盆或腹部下沉
   - 头部下垂
   - 双肩靠向耳朵
   - 手肘向身体两侧分开
   - 上臂骨向地面倾斜

作用

- 锻炼上半身、肩部和胸部
- 锻炼手臂和手腕
- 锻炼双腿
- 锻炼腹肌

四点支撑式

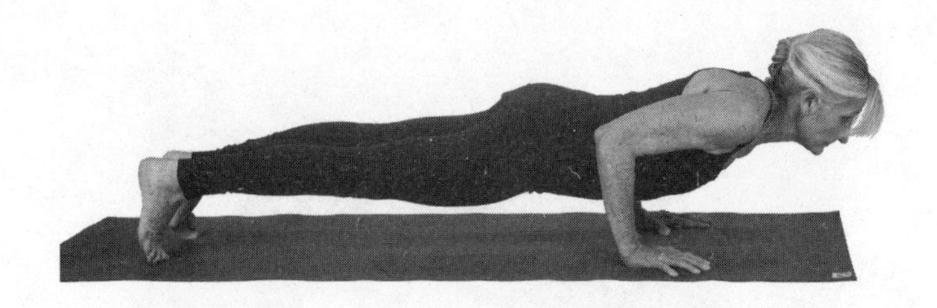

动作说明

1. 从平板姿势开始，重心前移，身体缓慢向地面降落直至上臂与地面平行，手肘位于手腕正上方。
2. 停下，然后身体向地面下沉，试着保持手肘弯呈90度。
3. 手肘保持内收，在身体下落时手肘应贴靠在身体两侧。
4. 保持肩胛骨夹紧，扩展锁骨。
5. 保持头部与肩部同高。
6. 在身体落向地面后，伸展脚趾，这样使脚背向地面靠近。
7. 你可以进入上犬式，或者你可以双手用力推地面，把整个躯干抬起直到手臂伸直，然后臀部向后进入下犬式。

作用

- 锻炼整个核心部位
- 锻炼腹肌、肩部、上背部、胸部、手臂和手腕
- 拉伸脚掌
- 锻炼双腿

侧板式

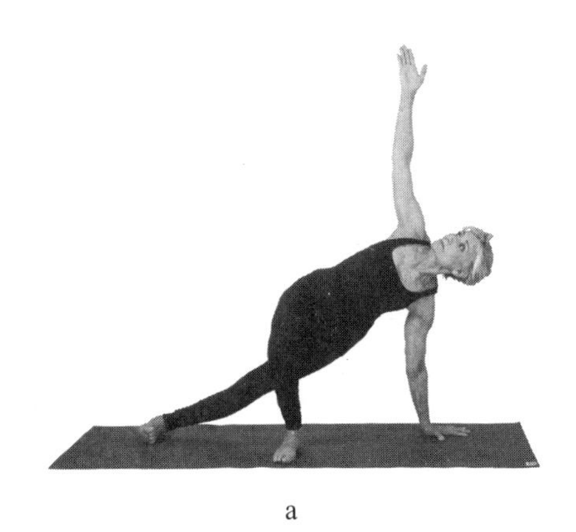
a

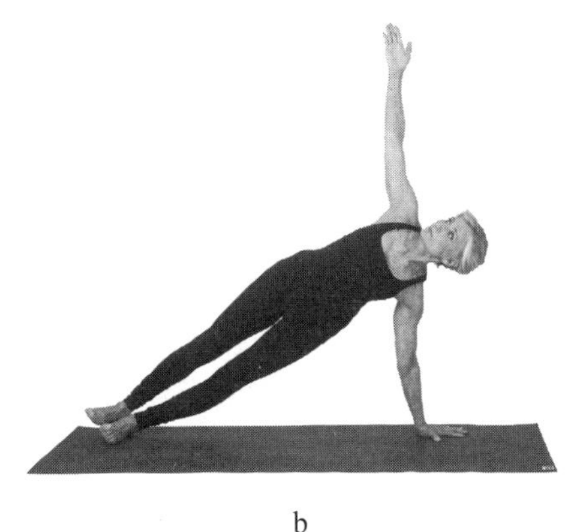
b

动作说明

1. 从平板式开始，双脚靠拢，以脚趾为轴将身体转向一侧，这样下侧脚的外缘贴靠瑜伽垫。位于上侧的腿可以有以下几种变式。
   - 上面的腿弯曲，作为一根支柱（a）
   - 双脚并排，上面的脚靠在下面脚的内缘
   - 双脚并排贴靠（b），或上面的腿抬起
2. 臀部和双肩并排，上提下侧臀部，臀部不要下沉。
3. 支撑的手位于该侧肩膀下面，用力推肩部远离耳朵。收紧肱三头肌以伸直手臂，手用力按压地面。
4. 上侧手臂向天花板方向伸直，与双肩呈一条直线。
5. 挤压大腿内侧，两脚掌往外推。
6. 从脚至头顶，整个身体形呈一条直线。
7. 头部保持与双肩位于同一平面，然后眼睛看向伸展出去的手。
8. 动作保持所要求的呼吸次数；然后以脚为轴回到四肢着地，接着转向另外一侧。

作用

- 锻炼整个核心部位
- 锻炼腹肌、双肩、上半身、胸部、手臂、双腿、脚踝和手腕

海豚式（下犬式的变式）

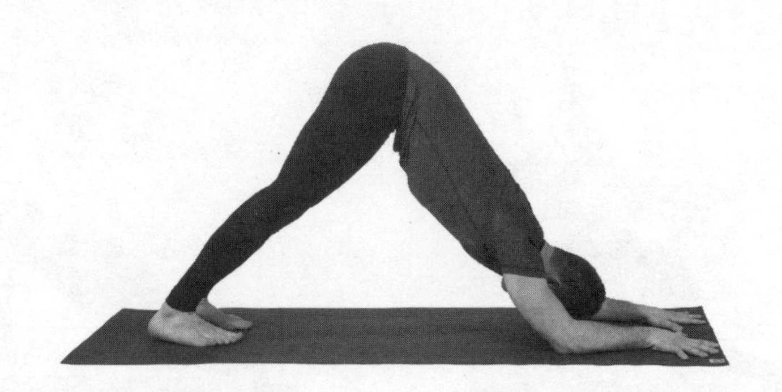

动作说明

1. 从下犬式开始，放松双膝到瑜伽垫上。将前臂和双手（手指分开）放在瑜伽垫上，手肘排列于肩部下面，以及保持两个前臂平行，手腕与手肘在一条直线上。
2. 重力分布在整个前臂和伸展的手指上，手腕内侧按压地面。
3. 上臂骨用力往腿部方向推，上提肩胛骨远离耳朵并在后背相互推挤。
4. 肚脐内收，向下蜷曲脚趾，伸直双腿，进入下犬式的变式。
5. 头部位于上臂之间，不要靠在地面上。
6. 臀部上推远离手，大腿上侧、胫骨和脚后跟用力后推。
7. 继续往腿的方向推上臂骨，使肩胛骨远离耳朵。

作用

- 锻炼上半身
- 锻炼腿部和手臂
- 强化腹肌
- 拉伸脊柱
- 拉伸肩部、腘绳肌、小腿和下腰背

海豚平板式

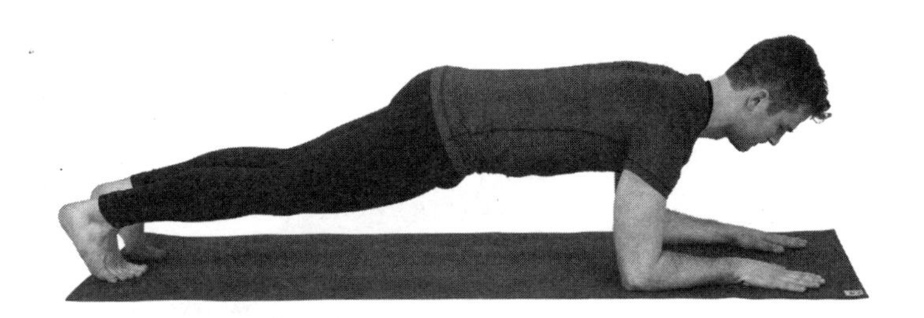

动作说明

1. 从海豚式开始，双脚后移，臀部下沉，身体呈一条直线。
2. 重力分布在整个前臂至伸展的手指上，手腕内侧向地面翻转。
3. 用力内收腹部和前侧肋骨。
4. 不要抬起臀部；让骶骨的整个重量沉入骨盆。
5. 肩胛骨远离耳朵，在后背相互推挤。

作用

- 锻炼胸部、上半身和腹肌
- 拉伸肩部、脚趾和脚掌

上平板式（后仰支架式）

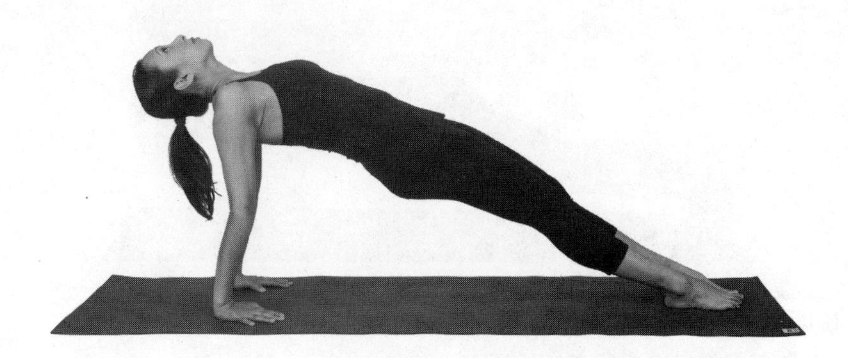

动作说明

1. 以手杖式坐立，双手放在臀部后侧距离臀部6～8英寸（15～20厘米）处，指尖朝向脚部。
2. 手臂伸直，双手用力推地面，蜷起下侧尾椎骨部位，上提臀部，伸直双腿。脚趾朝向前侧。
3. 手腕位于肩关节正下方。
4. 肩胛骨相互推挤，上提胸部。
5. 大腿内侧向内旋，用力收紧。脚趾朝地面伸展，大脚趾的内侧保持靠在一起。
6. 头部可以向后放松，但是不要弯曲颈背。若颈背感到压力，则保持头部与双肩等高。

作用

- 锻炼手臂、手腕和双腿
- 锻炼后背
- 锻炼腿部
- 拉伸胸部、胫骨和脚踝

上犬式

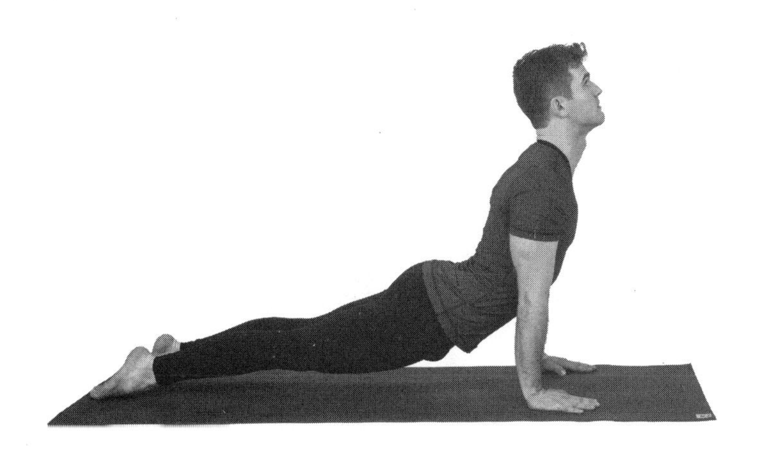

动作说明

1. 从眼镜蛇式开始。
2. 俯卧于瑜伽垫，双手位于肋骨两侧下方的瑜伽垫上，这样手肘位于手腕正上方，手臂垂直于地面。手肘紧靠身体两侧。
3. 脚背按压瑜伽垫，双腿用力使膝盖和大腿下侧离地。
4. 抬起头部，颈背肌肉放松。双手推地面，手臂伸直使胸部和躯干上侧向前抬起。两手肘内侧相对。
5. 继续抬起胸部，脚背按压瑜伽垫，伸直双腿。
6. 保持肩胛骨远离耳朵并在后背相互推挤。上臂骨向后用力上提胸骨时扩展锁骨。
7. 大腿收紧，略微向内旋，抬离地面。
8. 臀部下沉，向胸部方向上提髋骨前侧。腹部内收。
9. 眼睛看向前方或头部轻微后仰，但是不要压迫颈背。

作用

- 锻炼脊柱
- 拉伸后背肌肉、手臂和手腕
- 拉伸胸部、双肩和腹部
- 拉伸脚踝和小腿

船式

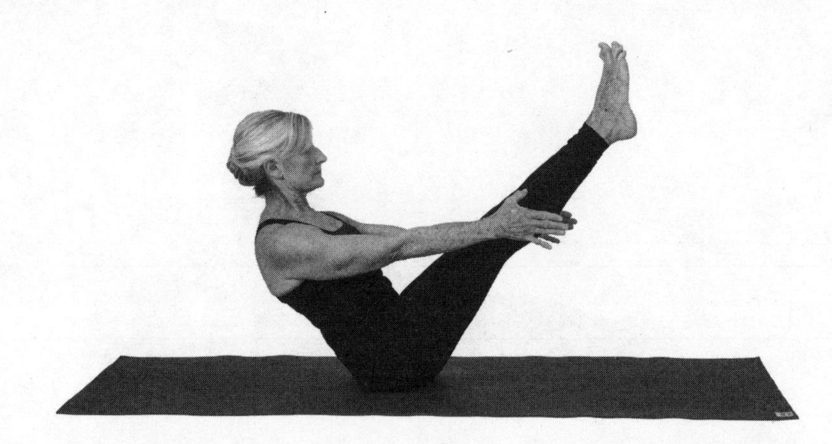

动作说明

1. 从手杖式开始。
2. 弯曲双腿，双脚平放于瑜伽垫上。腹部内收，然后大腿向胸部移动。
3. 上提胸骨，身体略微向后倾，保持坐骨着地。
4. 抬起地面上的双脚，直到小腿与地面平行。
5. 双臂在双腿两侧伸直，手指用力伸直出去。
6. 肩胛骨相互推挤。若可以保持腹部内收，伸直双腿直到其与地面呈45度。
7. 脚指向上方，伸展脚趾。
8. 眼睛看向双脚。

作用

- 锻炼腹肌
- 锻炼脊柱肌肉
- 锻炼腰大肌

桥式

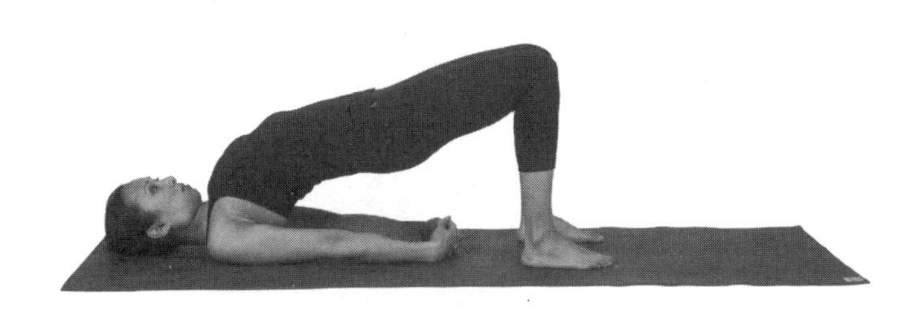

动作说明

1. 仰卧于地面上，双腿弯曲，双脚打开与髋同宽，脚踝位于膝盖正下方，脚趾指向前侧。
2. 脚内侧和手臂积极用力推地面，骨盆不要倾斜，抬起臀部离开地面。两大腿和双脚保持平衡。手指在臀部下面交叉，向脚的方向延伸双手。重力集中于双肩最上端。
3. 上臂后侧按压地面，臀部尽可能地抬高。
4. 下巴略微抬起离开胸骨，肩胛骨在后背相互推挤，向下巴处上提胸骨。
5. 收紧腘绳肌和大腿内侧以保持膝盖位于脚踝正上方。
6. 结束时，尾椎骨向前，依次落下胸骨、上背部、下腰背，然后臀部落于瑜伽垫。

作用

- 锻炼后背肌肉
- 锻炼脊柱
- 锻炼大腿内侧
- 拉伸臀肌
- 拉伸胸部

耳触肩式

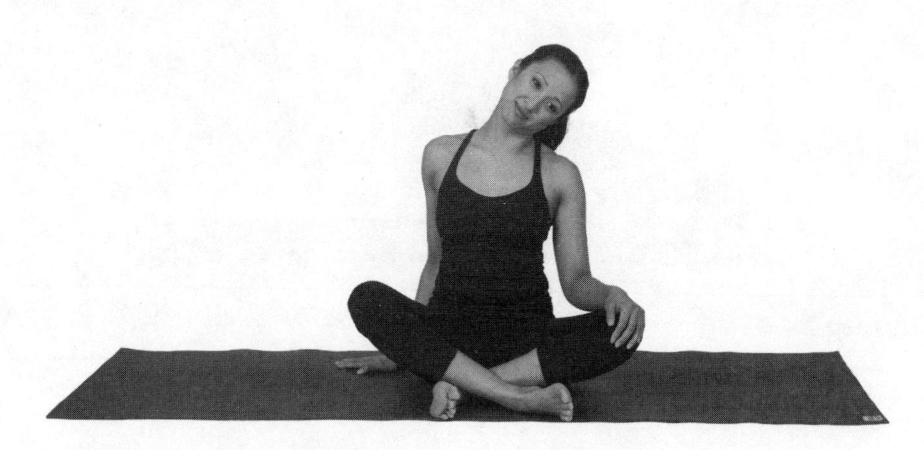

动作说明

1. 以手杖式坐立，交叉双腿。
2. 左手放在左膝盖上，右手放在右臀旁边的瑜伽垫上。
3. 然后逐渐让头部向左倾斜，通过头部的重力带来拉伸感。右手按压地面，然后右肩下沉加深拉伸。
4. 交换手臂，在另一侧重复该动作。

作用

■ 拉伸颈部和上斜方肌

牛面式

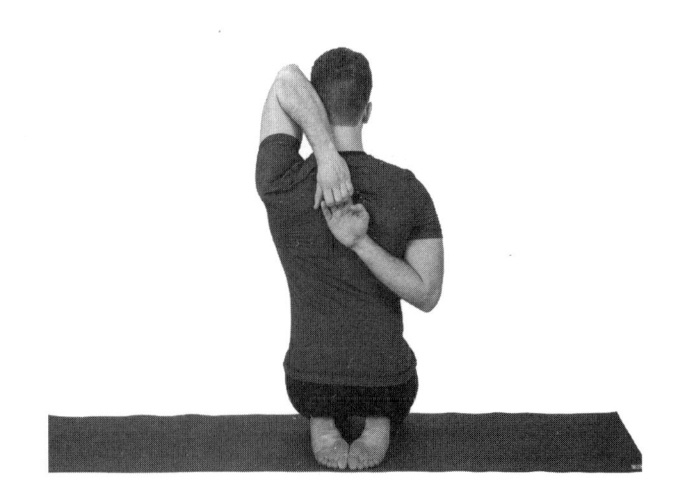

动作说明

1. 以英雄式（雷电坐）坐立，在右肩处放置一个瑜伽带（供选择）。
2. 左臂向上延伸，然后左手垂落在上背部。保持手肘与肩关节在一条直线上，然后手肘用力向上延伸，拉伸整个身体左侧。右臂向右伸展，与肩关节在一条直线上，且与地面平行。右臂从肩关节向后转动（这样手掌背对后背，手指朝上）。
3. 双手伸向彼此。若能够触碰到一起，则双手扣在一起；若不能，双手顺着瑜伽带相互靠近。左肘继续指向天花板以加深拉伸。
4. 头部直立，与双肩位于同一平面。
5. 在另一侧重复该动作。

变式

肩部拉伸也可以在站立时进行。

作用

- 拉伸侧身、腋窝、肱三头肌和胸部
- 释放肩部和颈部的紧张
- 增加肩关节的活动范围

鹰式手臂

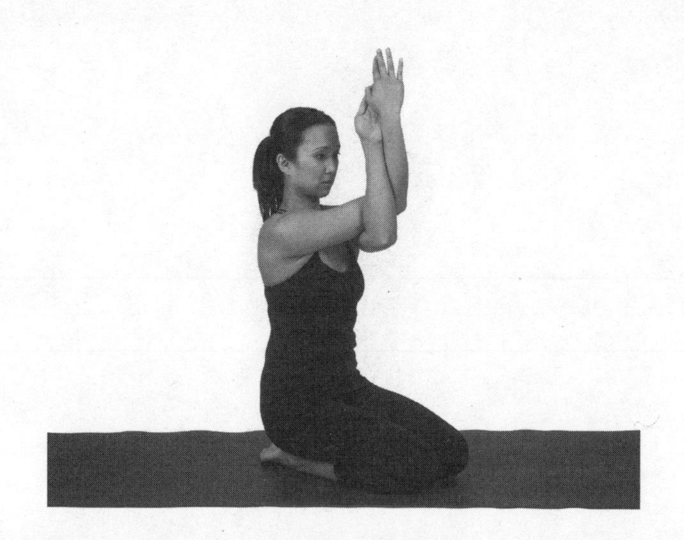

动作说明

1. 以手杖式坐立，双腿交叉，或以英雄式（雷电坐）坐立。
2. 双臂向前伸直与地面平行，肩胛骨在上背部延展。双臂在躯干前侧交叉，右臂位于左臂上面，然后弯曲双肘。把右肘放在左肘的臂弯处，然后双前臂抬起与地面平行。
3. 双手背相对。若可能，前臂交叉，这样双手手掌触碰。
4. 双手手掌相互推，手肘抬起，与双肩同高，指尖朝向天花板。
5. 肩胛骨向远离耳朵的方向推动。
6. 双腿交换，在另一侧重复该动作。
7. 该体式也可以在平衡站立式进行。

作用

- 拉伸双肩和上背部
- 释放颈部和肩部的紧张

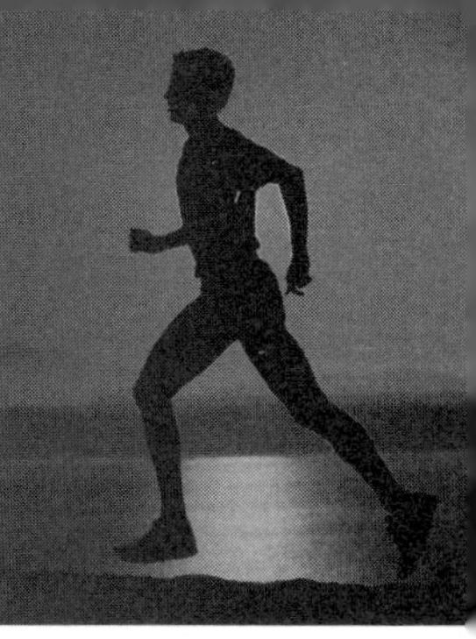

第 8 章

腘绳肌：更大、更顺畅的步幅

紧绷的腘绳肌是跑者的灾星。比赛中常见到跑者在路上试着放松他们紧张的腘绳肌，或是沿着路边跛行。

因为腘绳肌与跑步是密不可分的，跑者通常会对他们的腘绳肌居然需要进一步锻炼感到吃惊。考虑到腘绳肌在跑步中反复收缩和延伸，此肌群的整体健康和平衡非常重要。本章探讨腘绳肌的结构、腘绳肌紧绷和无力的原因，以及可以提升腘绳肌整体健康的瑜伽体式，从而可以帮助你增加跑步的里程。

腘绳肌的结构

没有腘绳肌，人体就不能活动。人在活动中每走一步都要运用到腘绳肌——行走、跑步、爬山，甚至从坐姿起身站立。腘绳肌的功能非常简单——当臀部向前延伸时向后拉腿部，并弯曲膝盖。跑步活动中涉及这些动作的连续性。

腘绳肌是大腿后侧的肌群，从坐骨开始，附着至小腿骨（图8.1）。尤其是在身体前屈时，感觉腿后部紧绷的正是腘绳肌。普遍的柔韧性检测标准就是前屈用手触碰脚趾，主要是检测腘绳肌的长度。

紧绷的腘绳肌对活动关节的健康有着极大的影响。许多日常活动都涉及腘绳肌。一天中，你需要前屈身体捡起某物或系鞋带多少次？保持腘绳肌拥有合理的活动范围非常重要，这样你就可以自由地、安全地、无痛地进行活动。

鉴于跑步动作的重复性和腘绳肌在每一步中的角色，跑者确实容易出现腘绳肌紧绷的现象。紧绷的腘绳肌是跑者受伤的一个最主要的原因，会出现疼痛、扭伤，以及最具破坏性的肌肉撕裂。因为变得越来越紧，紧绷的腘绳肌在休息时变短，逐渐缩小步幅。此外，紧绷的腘绳肌会改变臀部的平衡、膝盖的稳定性以及脊柱排列。

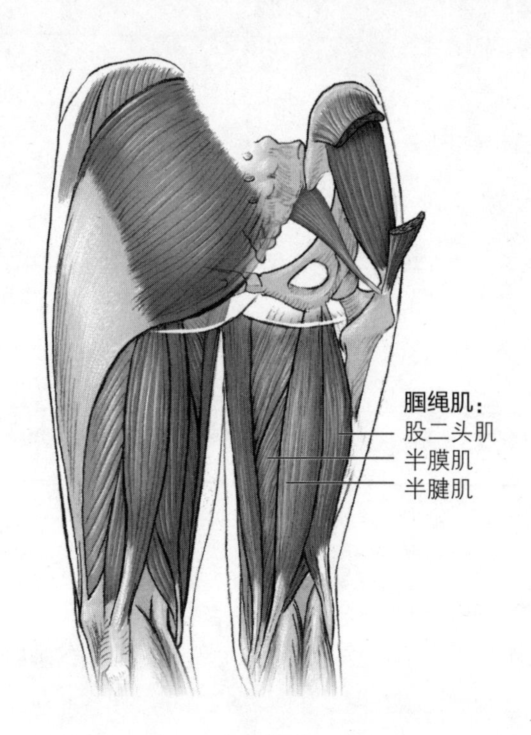

▶ 图8.1　腘绳肌

腘绳肌紧绷不仅仅限于跑者，跑步也不是导致腘绳肌紧绷的唯一原因。坐立时，腘绳肌处于无活动状态，保持在一个缩短的长度。因此，腘绳肌变得紧绷是从五六岁的时候开始，那时开始上学，长时间坐在教室里。对于许多人来说，多年的上学和职业生涯，不得不处于久坐状态。如同身体的其他部位，腘绳肌因久坐而受到负面影响。

紧绷的腘绳肌会影响姿势。正如第6章中所谈论到的，中立的脊柱排列是身体实现最佳平衡、对称和有效负重所需要的。当腘绳肌的静息长度缩短，那么下侧的拉力施加于坐骨上，导致坐骨转动，这称为“骨盆后倾”。骨盆后倾会导致臀部问题，例如，骶髂关节的扭伤。腘绳肌和臀部之间有着强大的相互作用，所有的髋关节的活动范围也受到紧绷的腘绳肌的影响。而且骨盆后倾使得宝贵的腰椎曲度变平，会导致不同程度的背部问题。此外，折叠的骨盆会对脊柱的其他部分造成不平衡感，最显著的是圆肩，还有坐着、站立和跑步时无精打采的姿势。

腘绳肌紧绷还容易引发膝盖疼痛或受伤。腘绳肌的紧绷会影响膝关节，限制腿的完全伸直，从而影响膝关节的排列，导致膝盖出现疼痛或受伤。

缩短的腘绳肌最终会使步幅缩小。强健且柔软的腘绳肌有利于步幅扩大、顺畅和不受阻碍，让你耐力增加、速度加快，且不易疲劳。然而，紧绷的腘绳肌使步幅受限，跑步效率和速度将会降低。

最后，腘绳肌的功能性紧张限制臀部向前推进。前屈时，如果臀部无法移动，那么脊柱将拱起，在腰椎处产生负担。那么，在前屈身体捡起某物时，这样一个简单的动作就非常容易出现下腰背损伤。物体越重，扭伤的可能性越大，然而在捡起较轻的物体时，也会发生扭伤，例如，捡起一双袜子。造成的负面影响可能是肌肉痉挛、扭伤，或更加严重的腰椎间盘突出。每一天你都会因日常小事弯腰很多次，所以恢复腘绳肌的长度和力量对于你的运动表现成绩、整体的健康和幸福是必需的事情。

对于跑者而言，紧绷的腘绳肌使他们不断感受到不舒适和受伤。每个跑者都希望在跑步中免受损伤，因此我们都需要密切关注腘绳肌疼痛的问题。疼痛很可能是由于肌肉或肌腱细微的撕裂。根据受伤的严重程度不同，可能会有堆积的瘢痕组织，这将进一步缩短肌肉纤维。腘绳肌受伤问题比较棘手，恢复得缓慢，而且容易复发，所以预防是最好的策略。一旦发生损伤，轻柔地拉伸和锻炼有助于恢复；但是，过度的话则会加重伤势。拉伸应该以没有疼痛感，注意安全为主。

腘绳肌除了紧绷，通常还会让人感觉虚弱无力。过度紧绷的肌肉也是无力的，因为无法在应有的活动范围内进行活动。除了提升腘绳肌的柔韧性，还应包括强化训练。鉴于上述这些原因，在你的计划中加入健全、有效的腘绳肌拉伸和强化训练是非常必要的。

跑步、瑜伽和腘绳肌

每种瑜伽类型都涉及前屈的动作。如果做法正确，前屈是拉伸腘绳肌和后背肌肉的一种有效的方式；如果做法不对，前屈会导致下腰背和腘绳肌扭伤。然而，最紧绷的腘绳肌是最需要拉伸的，但是也是最需要在锻炼时小心谨慎的。需要小心地、有意识地以及经常地拉伸腘绳肌。

正确的前屈对安全地练习瑜伽非常必要，提升的身体意识将运用到日常的生活和工作中。前屈时有向前移动上半身和拱起后背的行为趋势，是由于腘绳肌和后背肌肉的紧绷，或者来自于习惯。这种向前屈的姿势会给下腰背和腘绳肌都带来负担，尤其是在抬起重物时。

安全的方法就是以臀部为枢纽向前移动，肚脐内收，这样腹肌可以支撑下腰背；双脚应稳固地抓牢地面，大腿前侧应收紧（图8.2）。当抬起重物时，双腿可以弯曲。但在瑜伽体式中双腿应伸直，除非下腰背出现疼痛时才建议弯曲双腿。躯干作为一个整体移动和保持脊柱自然的曲度很重要。

瑜伽练习中有一种现象叫作“过度拉伸腘绳肌”，可悲的是，这是非常常见的瑜伽损伤。想象这样一个场景：你的腘绳肌紧绷，在一堂瑜伽课后，它们会很疼。你告诉自己，因为腘绳肌紧绷所以才会疼，不久疼痛就会消失。你甚至可以试着进一步拉伸腘绳肌或增加练习。

数周或数月后，疼痛没有消失，反而加剧了。此时，身体发出警告，你会质疑自己做得是否正确。

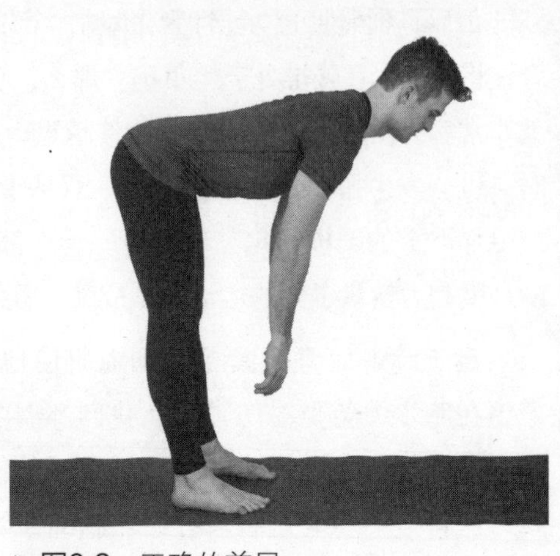

▶图8.2　正确的前屈

在拉伸腘绳肌时，拉伸肌腹和避免猛拉肌腱很关键。肌腹是腘绳肌最厚的一部分。紧绷都聚集在此部位，这些肌肉纤维需要被拉伸以恢复腘绳肌的长度。然而，当腘绳肌紧绷时，肌肉纤维抵抗拉伸，将拉伸转移到肌腱。过度拉伸腘绳肌或者是超过腘绳肌的拉伸范围，并且忽视相关的疼痛也会产生类似的影响。肌腱把肌肉附着于骨骼并且没有足够多的拉伸范围。不断重复这个动作会导致腘绳肌过度拉伸、扭伤或肌腱撕裂。结果通常是在行走、跑步或坐立时出现剧烈的坐骨疼痛。这不是通过跑步可以解决的损伤，需要细心治疗和恢复。

带着正念和谨慎安全地拉伸腘绳肌，尤其是在站立前屈时。持续关注身体的感觉，注意到沿着腘绳肌的哪些地方出现拉伸感，这是至关重要的。拉伸感应出现在腘绳肌的主体部位，而不是肌腱的上侧或下侧。坐骨或膝盖后侧出现任何刺痛或不适都是危险的信号；若出现这些情况，应放松拉伸。

保护腘绳肌的另外一个安全措施是在站立前屈时收缩股四头肌，尤其是股四头肌内侧。股四头肌作为腘绳肌的拮抗肌，收缩股四头肌有助于安全地拉伸腘绳肌，同时保护膝关节过度延伸。此外，跑者的股四头肌内侧通常较虚弱，这样做能增强股四头肌内侧，而且对健康的膝关节至关重要。

紧绷的腘绳肌也是虚弱无力的。强健健康的肌肉在工作时收缩，休息时放松，在合理的范围内拉长而不至于造成错误的姿势。持续紧绷的腘绳肌是虚弱无力的，更容易受伤，而且容易导致臀部和股四头肌的肌肉失衡。

仅仅拉伸是不够的。在瑜伽练习中要有意识地收缩腘绳肌，以在各种体式中轻松、稳定地支撑身体。力量和柔韧性平衡的腘绳肌能保持脊柱排列正确，有助于缓解下腰背疼痛和稳定髋部。多照顾腘绳肌将极大地降低损伤的发生，你将不再因为恼人的腘绳肌痉挛而退出比赛。

有益于腘绳肌的瑜伽体式

该部分的体式是为了锻炼腘绳肌。

腘绳肌离心拉伸

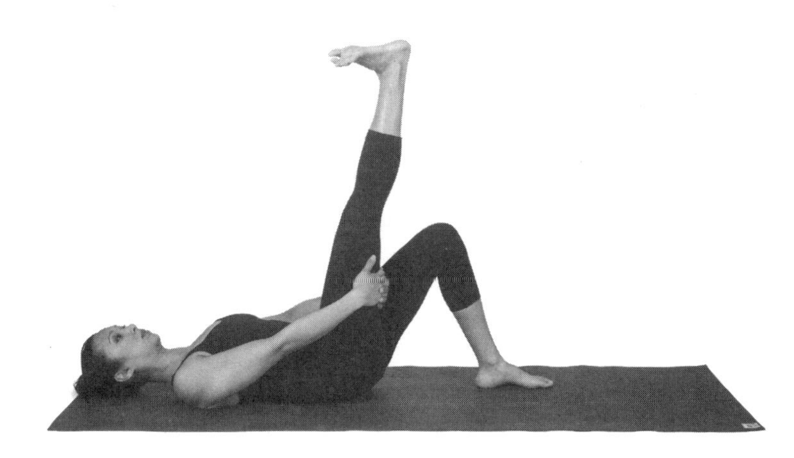

动作说明

1. 仰卧于瑜伽垫上，双腿弯曲。
2. 右腿延伸、上提和伸直，双手围绕右大腿或小腿相扣。
3. 用力将腿朝你身体的方向拉动，同时腿用力向双手施加压力。
4. 阻抗力越大，拉伸越大。
5. 在另一侧重复该动作。

作用

- 腘绳肌紧张时进行拉伸，这样腘绳肌不容易过度拉伸
- 对急性腘绳肌损伤或容易过度拉伸的人来说，这是一种不错的拉伸方式

腘绳肌卷曲

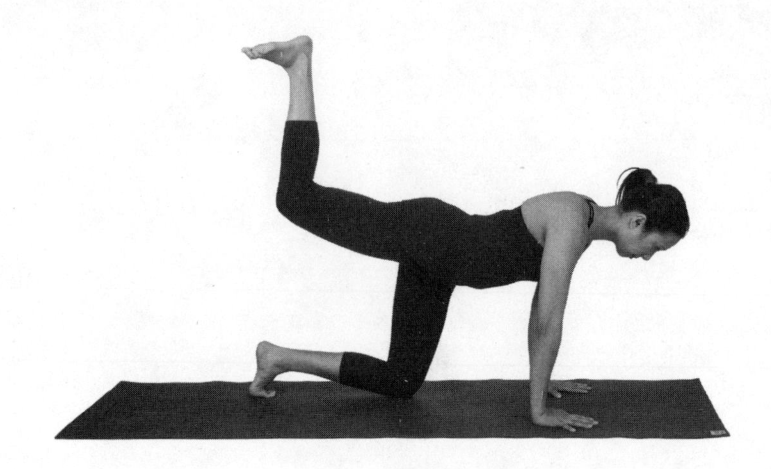

动作说明

1. 双手和双膝着地，如同猫狗伸展式，脊柱保持中立。
2. 向后上提右腿，使其弯曲至90度，脚踝位于膝盖正上方。大腿与臀部在一条直线上，脚屈曲。不要让重心移至左侧。
3. 有意识地收缩腘绳肌，缓慢向上抬起右腿6～10英寸（15～25厘米）。随着右腿向上，想象其正在对抗阻力，不要让重心移动。
4. 不要使用冲力移动，而是以缓慢、可控的动作进行。
5. 在另一侧重复该动作。

变式

该体式也可以俯卧进行，一条腿弯曲或伸直（例如蝗虫式）。

作用

- 锻炼腘绳肌
- 锻炼臀部

站立前屈式（加强脊柱前屈伸展式）

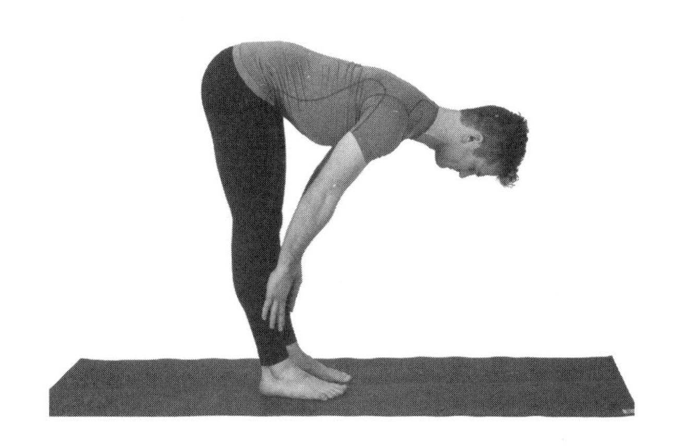

动作说明

1. 从平衡站立式（山式）开始，双脚打开与髋同宽，双脚的外缘相互平行，双手分别放在小腿上。
2. 以髋关节为轴前屈身体，延长躯干前侧，保持脊柱中立。弯曲至腘绳肌感到轻微的拉伸，背部不要拱起。
3. 通过延伸躯干两侧来延长脊柱。让手滑过大腿或胫骨，背部不要拱起。
4. 头部保持与双肩同高，颈背延长并放松。
5. 双脚牢牢地站在地面上，收缩股四头肌并向天花板方向上提坐骨。注意，若下腰背疼痛，双腿可略微弯曲。
6. 结束体式时，胸骨向前延伸，肚脐内收，坐骨向下推，进入直立姿势。

作用

- 拉伸腘绳肌、小腿和臀部
- 锻炼股四头肌和膝盖
- 延展脊柱和后背肌肉

三角式

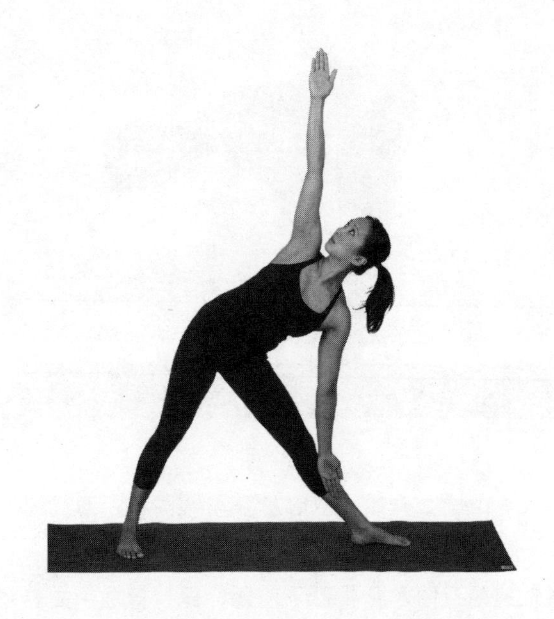

动作说明

1. 从平衡站立式（山式）开始，双脚前后分开大约4英尺（约1.2米）。举起和伸直双臂至肩部的高度，肩胛骨下沉，掌心朝下。
2. 右脚向外转动90度，右脚略微向内。右脚后跟的中心正对左足弓的中心位置。
3. 右大腿向内，这样右膝盖骨的中心与右脚踝的中心在一条直线上。收缩股四头肌。
4. 随着向右腿延伸躯干右侧，臀部向右侧移动。
5. 右侧肋骨向前转动以扩展胸部，试着保持躯干两侧同长。尾骨向脚后跟延伸，肚脐内收。
6. 左手放在胫骨上，对其不要施加任何重力。右臂向天花板拉伸。头部保持在中立的位置，或转头，眼睛看向右手。
7. 结束体式时，双脚按压在地面上，从腹部上提身体至直立。然后在另一侧重复该动作。

作用

- 拉伸腘绳肌、内收肌和小腿
- 锻炼大腿、膝盖和脚踝
- 拉伸双肩、胸部和脊柱

直腿弓步式（加强侧伸展式）

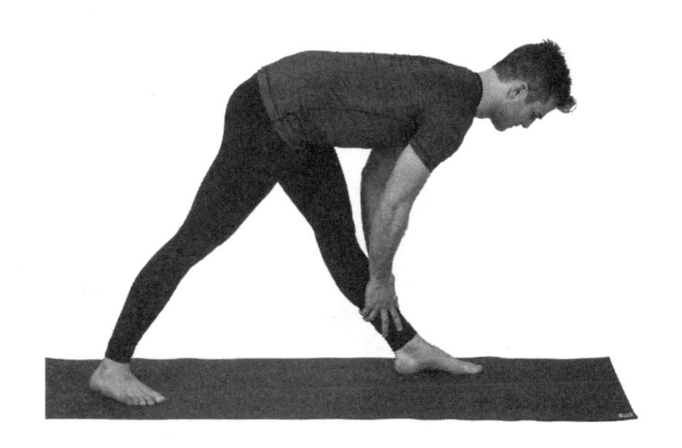

动作说明

1. 从平衡站立式（山式）开始，右腿后退一步，脚后跟按压地面。
2. 前脚内侧与后脚外侧在一条直线上。双脚打开的步幅大约为4英尺（约1.2米），根据情况进行调整，使后脚脚跟保持在地面上。
3. 保持髋部对齐，在一个稳定平面上，后腿伸直，前腿尽可能地伸直。收缩股四头肌，前膝盖骨的中心与脚踝的中心在一条直线上。
4. 延伸脊柱，胸腹向前，以髋部为轴，身体前屈。躯干两侧在前腿上方延长。双手顺着前腿伸向地面，但不要弓背或抬起脚后跟。
5. 保持头部与肩部同高。
6. 结束体式时，上提腹部，胸骨向前延展，然后身体回到直立位置。
7. 交换双腿，在另一侧重复该动作。

作用

- 拉伸腘绳肌、小腿和跟腱
- 延伸脊柱和后背肌肉
- 锻炼双腿

旋转三角式（三角扭转伸展式）

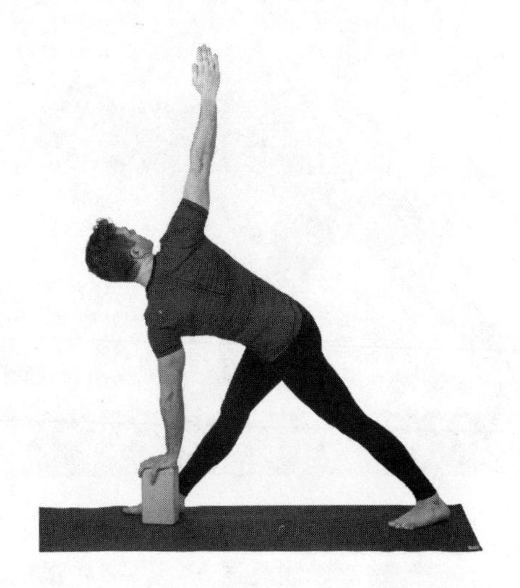

动作说明

1. 从直腿弓步（加强侧伸展式）开始。
2. 增加一个瑜伽砖对练习该体式会有所帮助，将其放在前脚踝内侧。进入直腿弓步（加强侧伸展式）后，把左手放在瑜伽垫上或瑜伽砖上，右手放在下腰背处。
3. 手用力按压，从脊柱底部开始向右转动整个躯干，保持脊柱延伸和胸骨向前扩展。
4. 保持髋部对齐，在一个稳定平面上，臀部外侧收缩以获得稳定性。后脚跟着地，双腿伸直，股四头肌收紧。
5. 从耻骨到肚脐、从肚脐到胸骨进行延伸，头部保持直立。充分转动躯干后，右臂向天花板方向延伸以扩展胸部。若觉得困难，右手可放在下腰背上。
6. 结束体式时，手按压瑜伽砖，向前延伸胸骨，内收肚脐，回到站姿。
7. 交换双腿，在另一侧重复该动作。

作用

- 拉伸腘绳肌、小腿和跟腱
- 拉伸髂胫束
- 拉伸脊柱和后背肌肉
- 调动和激活脊柱
- 锻炼双腿
- 提高平衡能力
- 扩展胸部

站立阔腿前屈式（双角式）

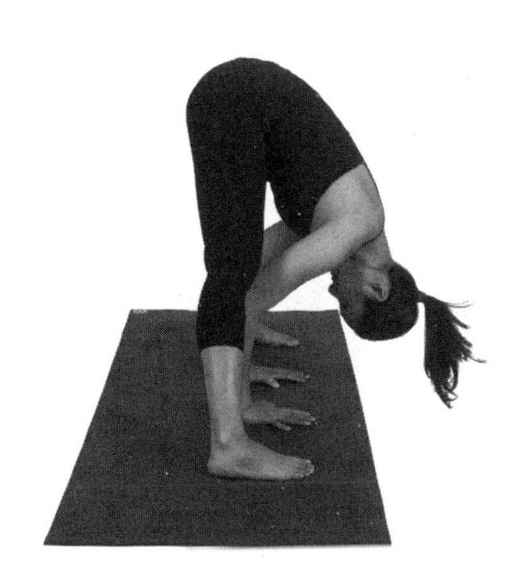

动作说明

1. 从平衡站立式（山式）开始，双脚分开大约5英尺（约1.5米）。使双脚外缘相互平行。上提脚踝内侧，大脚趾关节用力按压地面以激活足弓。收缩股四头肌和内收肌（大腿内侧），使膝盖内侧至腹股沟内侧产生上提的感觉。
2. 双手放于髋部上，上提胸部，以髋部为轴前屈。当躯干与地面平行，指尖或手掌伸向地面，位于双肩正下方，双臂伸直。延长躯干两侧，保持脊柱在中立的位置（不要弓背）。
3. 加深前屈，若可以从髋部继续移动而不弓背的话，双手移动至双脚指尖。弯曲手肘，躯干和头部下沉，进一步加深前屈。
4. 双肩远离耳朵。
5. 结束体式时，将双手移动至双肩下侧，脊柱延长，胸骨向前扩展。将双手放在髋部上，内收肚脐，坐骨向下按压，然后上提躯干至直立。
6. 返回平衡站立式（山式）。

作用

- 拉伸腘绳肌和内收肌
- 拉伸脊柱
- 锻炼足弓
- 锻炼股四头肌和内收肌

门闩式

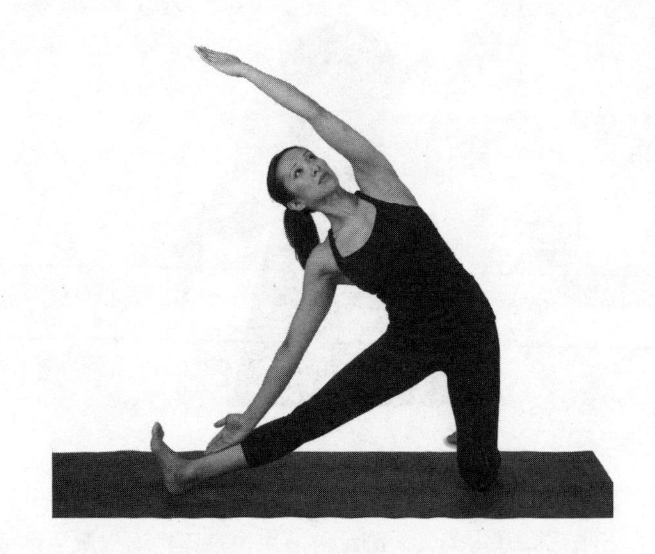

动作说明

1. 双膝着地，若需要，可在膝盖下面加垫子。
2. 向右伸展右腿，右脚屈曲，脚与右臀对齐，脚后跟按压地面。大腿内侧上旋，膝盖骨指向天花板。保持右腿伸直，但是确保股四头肌收缩以避免膝关节过度伸展。
3. 左膝盖位于左臀正下方。
4. 双臂两侧抬起至肩部高度，手掌朝下。躯干向右延伸，右手顺着右腿下落。保持下方的臀部收紧。
5. 左臂向上延展举过头顶，从指尖向上伸展。肩胛骨下沉。
6. 朝天花板扩展胸部。
7. 结束体式时，肚脐内收，上面的手臂延伸带动躯干直立。
8. 双手放在瑜伽垫上，右腿往后收，返回起始姿势。在另一侧重复该动作。

作用

- 拉伸躯干两侧和脊柱
- 拉伸腹斜肌
- 拉伸腘绳肌，尤其是下半身肌肉
- 锻炼股四头肌

坐立前屈式（背部前屈伸展坐式）

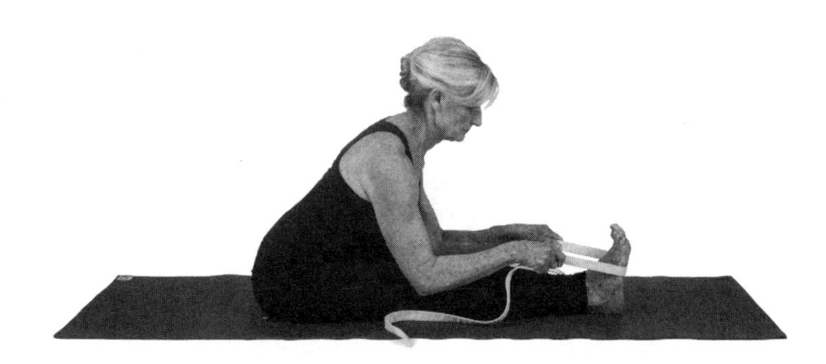

动作说明

1. 从手杖式开始。若髋部后倾，则坐在一块折叠的毯子或瑜伽砖上。在身旁放一根瑜伽带。
2. 伸直双腿，大腿内旋，屈曲双脚。
3. 从脊柱底部开始延伸躯干。随着肩胛骨下沉，上臂骨后移。从髋部开始向前屈，双手伸向双脚。在脚底绕上瑜伽带。随着拉动瑜伽带，胸骨向前延伸。若下腰背疼痛，可略微弯曲双腿。
4. 保持坐骨稳扎地面，肚脐内收。
5. 不要强力拉动瑜伽带，而是延伸躯干前侧和两侧。头部保持直立。
6. 结束体式时，胸骨向前延伸，躯干上提。

作用

- 拉伸腘绳肌和小腿
- 拉伸后背肌肉
- 拉伸脊柱，尤其是下腰背

坐立阔腿前屈式（束角坐式）

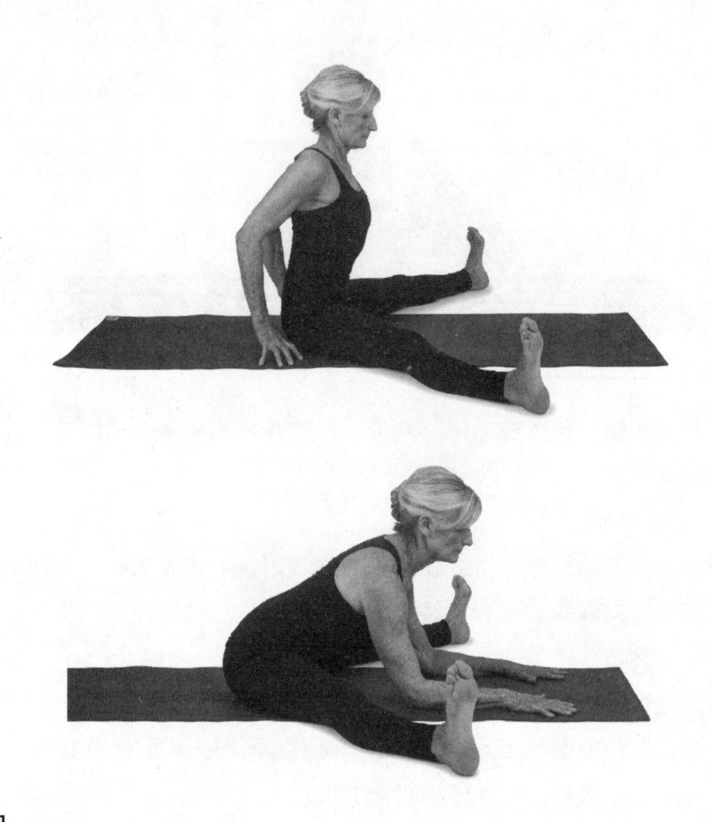

动作说明

1. 从手杖式开始，双腿打开到略小于能打开的最大范围。若髋部后倾，则坐在一块折叠的毯子或瑜伽砖上。
2. 伸直双腿，大腿上侧外旋，并用力使其按压地面，膝盖骨指向天花板。
3. 屈曲双脚，脚后跟向外伸。
4. 从髋部开始身体向前屈，手臂向前伸直以延长躯干两侧。随着手臂向前延伸，肩胛骨下沉。
5. 结束体式时，胸骨向前延伸，躯干上提，双腿靠拢，然后返回手杖式。

作用

- 拉伸腘绳肌和内收肌
- 拉伸脊柱和后背肌肉
- 拉伸大腿内侧和腹股沟

仰卧腘绳肌拉伸（仰卧上升腿）

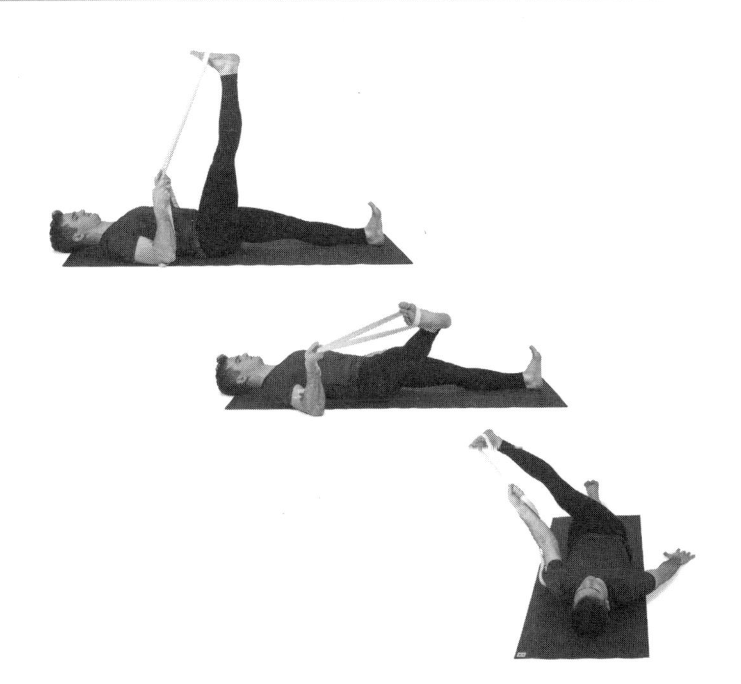

动作说明

1. **第一部分：**仰卧在瑜伽垫上，双脚靠拢，双腿充分延伸，双臂位于身体两侧。右膝朝胸部弯曲，在右脚脚趾根处缠绕一根瑜伽带。抬起和伸直腿以致膝盖没有弯曲。
2. 屈曲脚，坐骨向前推以延长下腰背。
3. 左手用力按压左大腿使其在地面上，左大腿内旋。
4. 双脚放松，保持姿势。
5. **第二部分：**接下来，把瑜伽带放在右手边，右腿向右打开。保持左臀着地并用力收紧。保持住姿势。
6. **第三部分：**最后，左手握住瑜伽带，右腿向左移动，保持右臀着地。脚后跟延伸出去，然后右髋弯曲向前延伸以拉长腰部。
7. 右腿回到中间位置，放松至地面。
8. 在另一侧重复该动作。

作用

- 拉伸腘绳肌、臀部、大腿内侧、内腹股沟和小腿
- 拉伸髂胫束（只在最后动作时）

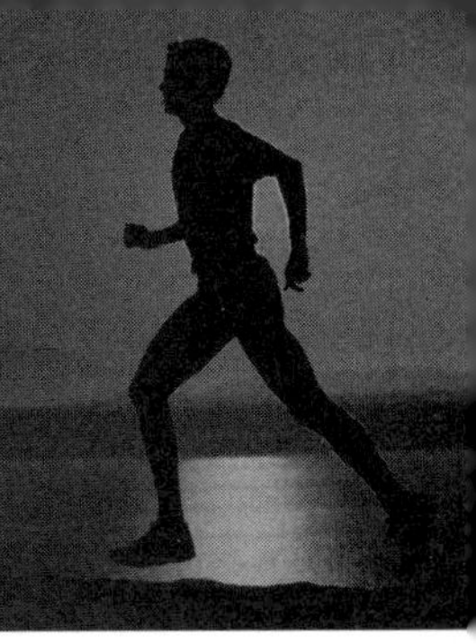

第 9 章

髋部：释放能量

当说到“髋部”这个术语时，指的是臀部区域，也称为“骨盆”或“骨盆带”。髋关节处是指股骨附着在髋骨的部位，是髋部重要的关节。观察人类的身体骨架时，我们可以清楚地看到髋部在我们的身体结构中起着重要的作用。它连接着上半身和下半身，身体以其为轴进行活动，它也是身体重心所在之地。髋部的紧绷在人群中是常见的痼疾，可能对跑者来说更是如此。这并不奇怪，看看我们的坐姿，骨盆承受重力，髋关节锁定，我们的髋部容易过度紧张和僵硬，并成为疼痛、不适和受伤的根源。

紧绷的臀部和肌肉失衡除了导致髋部整体的疼痛和不适之外，还会影响脊柱、膝盖，甚至是肩部。此外，髋部的紧绷会影响跑者的步幅。跑者不仅需要增加髋部的活动性，还需要加强稳定髋部的肌肉。髋部的强健和稳定加上强健的核心部位能减少下肢的负重感。本章讲解髋部的结构和髋部紧绷产生的影响，并列出了一些体式，可以帮助人体增加这个至关重要部位的活动性和力量。

髋部的结构

髋部堆积了许多肌肉和肌腱，可以产生负重活动所需要的稳定性，同时协助完成必要的动作。虽然步行和跑步会在一定程度上活动髋部，但是我们日常主导的动作——坐立——使髋关节固定在一个姿势里，而且步行和跑步时髋部只是在同一平面内活动。一段时间后，髋关节的活动范围减退，于是简单的盘腿坐立在地面上的动作都成为很艰难的事情。

髋关节是球窝式的结构，在多个平面内有着惊人的活动范围。细想一下，可以将双腿绕在头的后侧（叫作“瑜伽练习者的睡姿”）的瑜伽练习者，或者可以将腿伸直与上半身平行的舞蹈者，他们都展示了髋关节具有极大的活动能力。在极限的活动和过度僵硬的活动范围之间存在着中等的活动范围，我们可以为之努力。健康的髋关节可以使髋部在合理的范围内活动，使你能相对轻松地盘腿坐立。

长时间地坐立、站立或行走使得髋关节失去了一些活动范围，股骨失去了内旋的能力，从而导致我们通常所说的髋部紧绷。跑步时，与髋关节有关的许多肌肉，尤其是外旋肌因过度使用而缩短，进一步促进了髋关节的绷紧。紧绷的臀屈肌和虚弱无力的臀肌也会导致髋部功能失调。

髋部疼痛在跑者中很常见，从轻微的、偶尔的不适感到影响行走、跑步或坐立能力的深层慢性疼痛。与肌肉紧绷或扭伤有关的，除了恼人的疼痛和不适之外，还会出现更严重的问题，例如应力性骨折、关节炎和压迫神经等。髋部的紧张和虚弱会导致肌肉骨骼的失衡，影响身体姿势，还会引起下腰背疼痛、膝盖问题和其他下肢的损伤。

髋部的紧张和虚弱会给跑者造成严重的破坏，导致大量跑者受伤。紧绷的髋部限制了髋部延伸和双腿前移的范围，从而使步幅缩小。大而顺畅的步幅变成不稳定、不均衡的活动。强健、稳定的髋部结合足够强大的核心力量，对稳定活动中的身体至关重要。髋部越稳定，步幅越有效，就越能减少体重对双腿的影响。

进行每日的活动任务，你需要一个健康、平衡的身体和一个有足够活动范围的髋关节，如此你可以从坐立到站立活动时身体不会发出咯吱声，走路和跑步不会受到不必要的限制，以及在做这些事情时不会产生疼痛。强健、灵活的髋部需要柔韧性和力量之间的平衡——在所有使用平面内有足够的活动范围和稳定性所需的足够力量。

正如前文所说，骨盆由许多骨骼、肌肉、肌腱和关节组成。髋关节（图9.1）是髋部的一部分，也是身体最大的关节之一。其主要功能是在站立、行走或跑步时支撑身体。球窝式的髋关节能为身体提供广泛的活动范围。

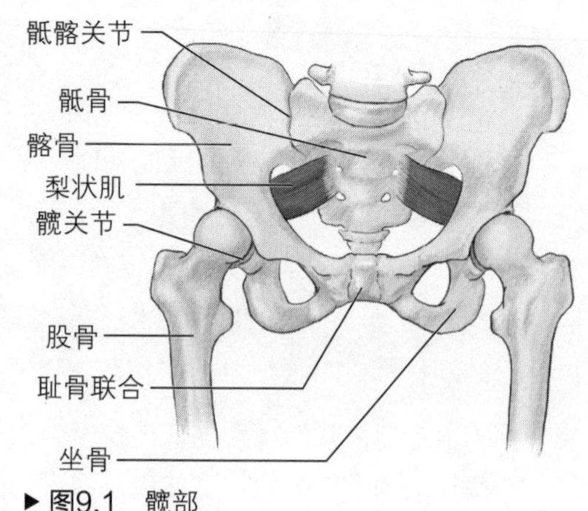

▶图9.1 髋部

超过30块肌肉附着在髋部上，许多肌肉对跑步非常重要。其中有些肌肉我们已经在前面的章节中讲过，包括核心部位、脊柱的肌肉和腘绳肌。本章讲解与骨盆联系更直接的小肌群，虽然没有涉及所有肌肉，但对跑者来说都尤为重要。

外旋肌 髋关节活动范围的降低主要与紧绷的外旋肌有关，外旋肌是由6块肌肉组成的一组肌群，也叫作“深六”（the deep six），因为它们位于骨盆深处。正如它们的名字那样，外旋肌的主要功能是髋关节的外旋。站立或坐立使得髋关节固定在一种姿势是髋关节紧绷的主要原因，但是跑步使得这些肌肉更加缩短，因为跑步对这些肌肉的稳定性要求增加。双腿向前推进需要外旋肌收缩，以保持骨盆的水平位置。这些肌肉在脚每一步落地时收缩以稳定身体。

盘腿坐在地面上或许是使用外旋肌最简单的方式，若觉得这很困难，应每天练习以重获髋关节在这个姿势上的活动范围。如果你进行该姿势感觉很舒服，那么继续保持该活动范围。瑜伽练习中有许多拉伸这一组肌肉的机会。

屈肌 身体弯曲使上半身和下半身相互靠近，例如，坐立、爬楼梯或前屈。你可能大部分时间都处在身体弯曲的状态。你起床为一天的事情做准备，或许在上班路上坐车，长时间坐在计算机面前，跑步或坐着看电视。

在所有的这些活动期间，髋部屈肌是收缩的。紧绷的髋部屈肌将使髋部错位，使髋部前倾或下降，增加了下腰背的曲度，导致腹部突出。

身体主要的髋部屈肌有股四头肌和髂腰肌。大部分跑者都知道他们的腘绳肌或髋部紧绷，但是大多数人不了解身体的前侧。股四头肌拉伸可能显得有点难为情，而且通常很疼，这就是为什么许多人逃避拉伸股四头肌的原因。但是，这群肌肉至关重要，需要在力量和柔韧性方面取得平衡以恢复身体的平衡能力。

大多数股四头肌拉伸的体式不同于弓步，需要腿进入深度屈曲。在练习这类体式时，一定要小心和注意安全。股四头肌的肌腹会感觉到被充分地拉伸，这样的做法是安全的；然而，任何膝盖的拉伸或猛拉会拉伸到肌腱，应该避免这些。

臀肌 臀肌包括臀大肌、臀中肌和臀小肌，这些肌肉通常统称为“臀肌”。臀大肌是这3块肌肉中最大的一块，也是穿着牛仔裤时可以极好地展现臀形的肌肉。臀中肌稍小，主要位于臀大肌的下面。那些喜欢跑步且很少进行其他运动的人，臀中肌都比较虚弱，容易引起所谓的“无感臀部症状”。臀中肌在骨盆中的强度和稳定性是很重要的。此外，臀中肌的虚弱无力需要其他肌肉的过度运作来弥补，因而会导致其他肌肉失衡。

近年来，人们越来越关注臀中肌，臀中肌在跑步中的作用被人们越来越多地了解到。对于腿部容易反复受伤的人来说，包括膝盖、脚踝、胫骨和脚在内，多了解增强臀中肌的好处是值得的。强健的臀中肌对于保持正确的跑步姿势、消除恼人的髋部疼痛以及减少受伤的风险至关重要。如同其他肌肉一样，臀中肌需要在力量和柔韧性方面取得平衡。瑜伽练习通过一系列体式来对该肌肉进行拉伸和锻炼。然而，如果该肌肉虚弱无力，其他肌肉就会进行补偿工作。不像显眼的臀大肌，臀中肌需要专心地去感受它，定位它。大多数人需要唤醒臀中肌有意识地收缩，直到臀中肌学会自动运作。最好学习单独地收缩臀中肌，在积极的收缩中熟悉这种感觉，然后在瑜伽体式中有意识地收缩臀中肌。

找到臀中肌

以下的指导将会教你如何区分和收缩臀中肌，因此你可以在许多站立体式中有意识地收缩臀中肌，尤其是在弓步和平衡体式中。使用臀中肌除了有助于跑步，还可以稳定体式，这样你就可以不费力地长时间保持体式。

1. 从膝盖着地开始，右脚前进一步使右腿弯曲呈90度，膝盖位于脚踝正上方。
2. 右手的大拇指顺着内侧腹股沟滑过，手掌平放在髋关节外侧。你将感受到臀中肌位于手掌的下侧。
3. 手掌下侧的肌肉有意识地收缩。若你可以这样做，你会感觉到髋部外侧变得更结实以及略微内缩。通常能感觉到髋关节的紧密感。
4. 如果你可以感觉到收缩，保持几秒，重复几次。如果你无法感觉到收缩，继续这样练习；注意力集中，该肌肉最终会有回应的。
5. 在另外一侧重复该动作。身体两侧的反应速度可能会有不同，这是正常的。

该练习指导你将注意力集中在臀中肌上，这样你可以有意识地收缩它。经过一段时间的练习后，你将能够在需要运用臀中肌的体式中不费力地收缩运用它。

阔筋膜张肌（TFL） 阔筋膜张肌是在髋骨顶端的外侧的一块短肌肉（被称为“髂嵴”），其功能是外展、内旋和使髋关节屈曲。阔筋膜张肌连接一条叫作髂胫束的长带，其沿着腿分布和附着在膝盖下侧。紧绷的阔筋膜张肌促发髂胫束综合征（ITB），ITB是一种非常常见的跑步损伤。紧绷的阔筋膜张肌还是髋部和膝盖疼痛的原因。紧绷的臀屈肌和虚弱无力的臀肌需要阔筋膜张肌过度运作。因此，阔筋膜张肌虽小，但是需要多关注。

内收肌　内收肌是位于大腿内侧的肌群。正如其名字所暗示的那样，其主要的功能是内收（即，把双腿合拢）。它们是强大的肌肉，在活动中对稳定骨盆起到关键作用。许多跑者的内收肌紧绷，虚弱无力，并使得肌肉失衡。

内收肌参与许多活动（例如，骑马），但许多人对此并不了解。对内收肌缺乏了解使得该肌群缺乏锻炼，因而变得虚弱无力。然而，实现腿部的力量与髋部和膝盖的稳定之间的平衡，需要拉伸和锻炼这些肌肉。

幸运的是，瑜伽提供了大量有助于拉伸和锻炼这些肌肉的方式。许多瑜伽体式需要内收肌的收缩以支撑腿部。但是，因为该肌群无力，收缩这些肌肉需要有意识地去关注身体姿势，结果就是平衡了腿部的力量，对于跑者来说，可以更少地受伤和变得更强壮。

跑步、瑜伽和髋部

瑜伽有助于缓解臀部的紧绷，是应对久坐和跑步不良影响的最佳方式。大部分瑜伽姿势对髋部都有积极效果。

例如，一些体式需要髋部保持在中立位置，这听上去或许简单，但事实上非常具有挑战性，需要强化和拉伸动作的动态结合。其他体式中，我们试着往一个特定方向移动髋部，或者稳定髋部，移动股骨，从而拉伸紧绷的部位。通过均衡的瑜伽练习来拉伸过度使用的肌肉和紧绷的肌肉，释放髋关节，给予髋关节所需的活动范围。瑜伽不仅关注髋关节，还强健支撑髋关节的肌肉，有助于骨盆平衡和稳定性。

训练髋部的体式对于运动员的身体来说非常具有挑战性，然而坚持不懈地练习会收获颇多，因为开髋系列体式很快就能看到积极的效果。跑者说在一节开髋的瑜伽课后，他们的步幅感觉更顺畅了，身体感觉变轻了。

练习开髋的瑜伽体式需要谨慎并集中注意力。当髋关节感觉到紧绷以及其活动范围受限时，动作倾向转移到膝关节。前文中也说到过，膝关节只是一个作为连接枢纽的简单的关节。需要内旋的瑜伽体式必须将专注点放在髋关节的股骨，同时使膝盖在其着落处放松休息。比如，简单的盘腿坐立，膝盖会远离地面，如果髋部很紧绷，膝盖甚至会朝向天花板。而髋关节活动性较大的人的膝盖会更靠近地面。虽然你很想做到如此，但绝对不要下压膝盖！膝盖会在髋关节允许的活动范围内得到放松休息。推动膝盖超越髋部所允许的活动将使膝盖超过其合适的范围，给膝盖造成压力。如果反复如此，膝关节将开始受伤，通常在膝盖内侧。

艾玛的故事

在跑步几年后，我完成过一次马拉松和三项全能比赛，然而在训练接下来的一次马拉松比赛时，我的左髋关节问题开始困扰我。诊断结果是黏液囊炎。不久以后，我开始爱上瑜伽这项运动。数年后，我完成了10次马拉松，瑜伽已经成为我生活的重要组成部分。身体的整体力量和柔韧性得以极大地提高，从此以后，我没有发生过一次跑步损伤。我练习瑜伽的频率和跑步的频率差不多。我深信是瑜伽帮助我远离了受伤！

一段时间的瑜伽练习后，髋关节的活动性将得到提高，盘腿坐立时膝盖将会更靠近地面。这个过程不能着急！安全和谨慎地练习瑜伽体式是很重要的，这样髋部练习能达到预期效果，而且膝盖不会处于危险之中。

有益于髋部的瑜伽体式

该部分的体式用于拉伸和锻炼髋部。因为许多肌肉影响着髋关节，所以在瑜伽练习中包含各种髋部体式是很重要的。虽然其中有些动作算不上专门的瑜伽体式，但是这些动作可以补充瑜伽练习。

泡沫轴滚动按摩股四头肌和髂胫束

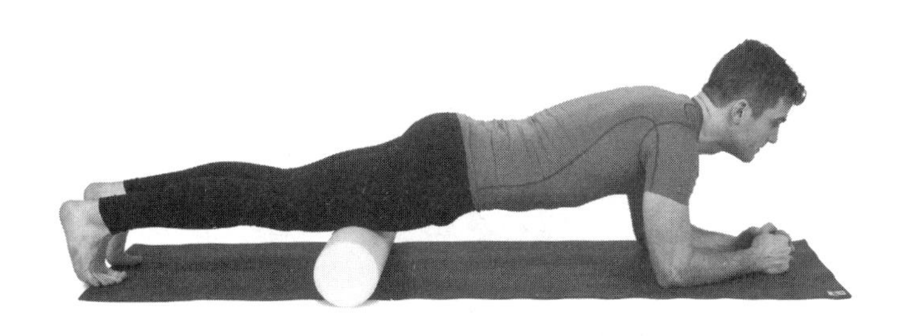

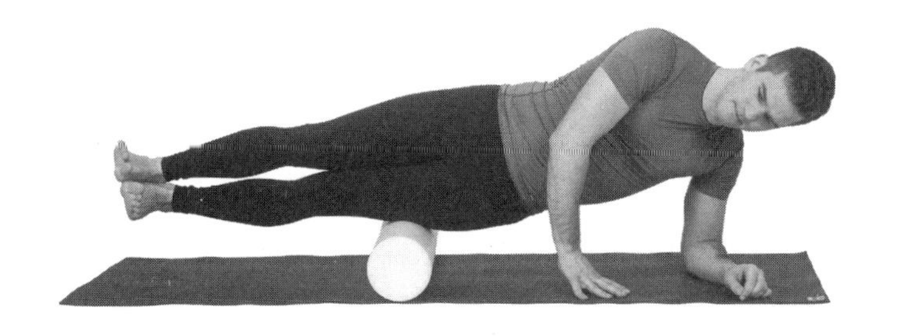

动作说明

1. 俯卧，把泡沫轴放在股四头肌的下侧。
2. 前臂按压在瑜伽垫上，并前后滚动泡沫轴，从大腿的上端滚动至下端。滚动范围不要超过膝盖和髋关节。
3. 重复数次。
4. 然后在一侧的股四头肌上滚动泡沫轴，沿着一侧的大腿上部滚动，对髂胫束进行深层按摩。
5. 这两种滚动按摩方式的步骤如下。
   - 开始时，双脚落靠在瑜伽垫上，但在后面，双腿伸直离开地面
   - 随着泡沫轴在大腿前侧和外侧滚动按摩，可能感觉到身上有一两个点特别疼痛。不要避开那个地方，保持在那里，把体重压在泡沫轴上，并让紧绷的地方放松

作用

- 释放股四头肌和髂胫束的紧绷
- 自我按摩紧张的肌肉
- 增加附着在髂胫束上肌肉的柔韧性
- 缓解肌肉和筋膜之间形成的小损伤

跪蛤式

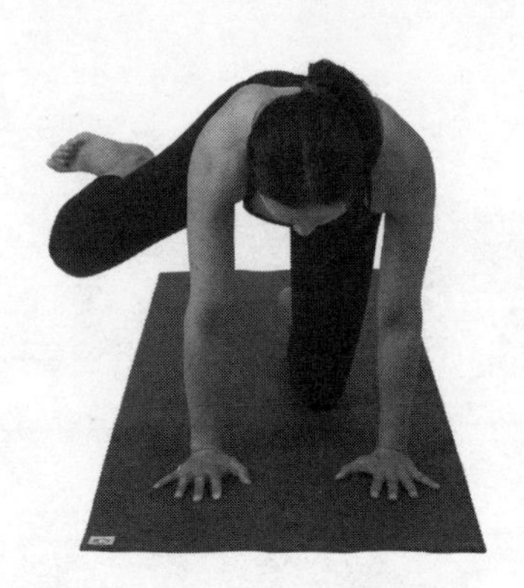

动作说明

1. 从猫狗伸展式开始。
2. 有意识地收缩左髋外侧（臀中肌），保持髋部对齐，在一个稳定的平面上。
3. 肚脐内收以稳定核心部位。
4. 上提右膝离开地面几厘米，保持脚踝和膝盖同高，然后将腿抬离身体，向外伸展。
5. 右腿尽可能远地抬离身体，但重心不要转向左边。然后右膝移动回来几乎靠近左膝，重复该上提动作。
6. 如果臀部开始摇晃，双膝着地休息一会儿；然后再次尝试。
7. 缓慢地、谨慎地移动，保持控制而不是运用冲力。
8. 最后，膝盖回落到地面，在另一侧重复该动作。

作用

- 锻炼臀中肌和臀大肌
- 锻炼核心部位

腿伸展桌面式

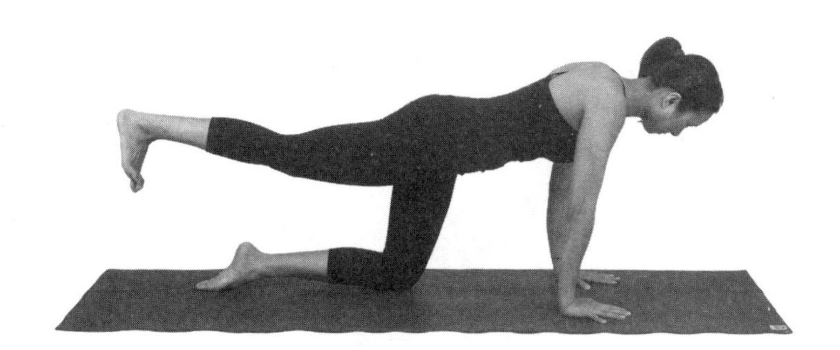

动作说明

1. 从跪蛤式开始。右腿伸直，与髋部和脊柱在一条直线上。保持右腿用力伸直且稳定，左脚屈曲。
2. 收缩左髋外侧（臀中肌）以保持两侧髋部稳定在同一平面上。
3. 肚脐内收以稳定核心部位。
4. 在肌肉的静力控制下，伸直的腿上下移动大约6英寸（约15厘米）。收紧臀大肌，这样在静力控制要求最高的时候，臀大肌提供的稳固性作用最大。
5. 在另一侧重复该动作。

变式

1. 一旦完成静力控制，保持腿伸直，与髋部在一条直线上，并且两侧髋部稳定在同一平面上。
2. 另一侧的手臂伸直，臂骨拉向肩窝。眼睛看向手。
3. 在另一侧重复该动作。

作用

- 锻炼臀中肌和臀大肌
- 锻炼核心部位

下犬式（腿伸展）

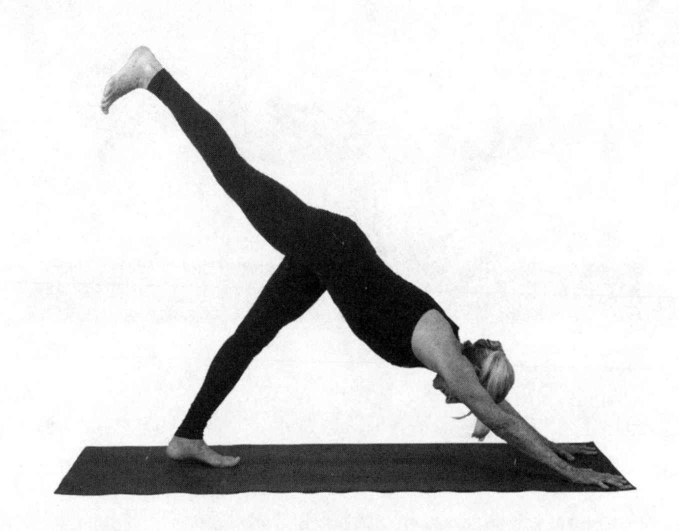

动作说明

1. 从下犬式开始。右腿上提和伸直。保持其伸直并与髋部在一条直线上。
2. 收紧左臀外侧（臀中肌）以保持臀部对齐。
3. 肚脐内收，后背的肩胛骨推挤以稳定核心部位。
4. 右腿尽可能地抬高，臀部不要倾斜。然后缓慢地将脚下落至地面。
5. 在另一侧重复该动作。

作用

- 锻炼臀中肌
- 拉伸梨状肌
- 拉伸脊柱
- 锻炼上半身

侧伸展三角式

动作说明

1. 从平衡站立式（山式）开始，双脚分开大约5英尺（约1.5米）。双臂向两侧伸直并与地面平行，肩胛骨下沉，掌心朝下。
2. 左脚向外转动90度，右脚略微向内转。左脚后跟的中心与右脚足弓的中心对齐。
3. 右脚内侧的足弓上提，使右脚的外缘稳定在地面上，大腿内侧（内收肌）用力收紧。弯曲左腿直到左膝盖位于左脚踝正上方，且胫骨垂直于地面，保持该动作。试着让左大腿与地面平行，但是不要让左膝盖向内转动。
4. 左肘放在左膝上，左侧肋骨向前旋，右侧肋骨朝向天花板，扩展胸部。
5. 右坐骨不要伸出去，将左手放在瑜伽垫上，以继续扩展胸部。如果你无法保持髋部对齐，手肘应放于膝盖处。
6. 肩胛骨相互推挤。
7. 右臂举过头顶，掌心朝下。试着保持上臂贴紧耳朵。
8. 右脚外缘按压在地面上，延伸脚后跟至右手指尖，延长身体的整个右侧。
9. 通过收紧臀部，左侧坐骨积极向内下沉，同时保持左脚膝盖固定于脚踝正上方。
10. 结束体式时，双脚用力推地面起身，右臂伸向天花板。
11. 以脚为轴换到另一侧，在另一侧重复该动作。

作用

- 拉伸外旋肌
- 锻炼内旋肌（大腿内侧）
- 锻炼和拉伸双腿、双膝和双脚踝
- 拉伸腹股沟、脊柱、腰部和双肩
- 锻炼臀中肌和臀大肌

束角侧伸展式

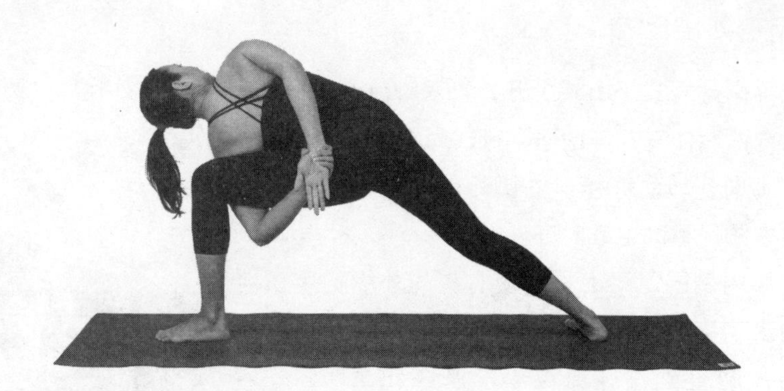

动作说明

1. 从侧伸展三角式开始。
2. 将左手放在脚踝内侧的瑜伽垫上，肩膀稳固地推挤膝盖内侧，左臂上侧内旋，使其环绕左大腿。右臂外旋，环绕下腰背，双手在左大腿后面相扣。
3. 收缩右人腿内侧，保持右脚外缘着地，脚踝内侧上提。
4. 继续朝着天花板的方向打开胸部。
5. 结束体式时，双手松开，双脚用力按压地面，身体返回直立状态。
6. 以脚为轴换到另一侧，在另一侧重复该动作。

作用

- 拉伸外旋肌
- 锻炼内旋肌（大腿内侧）
- 锻炼和拉伸双腿、双膝和脚踝
- 拉伸腹股沟、脊柱、腰部和双肩
- 锻炼臀中肌和臀大肌

战士二式

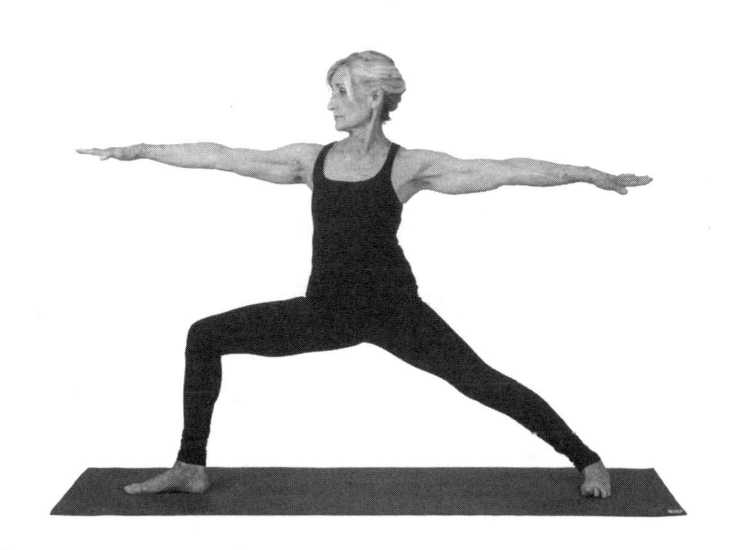

动作说明

1. 从侧伸展三角式开始。
2. 双手放在髋骨上，不要让臀部朝右倾斜，弯曲右腿，这样膝盖位于脚踝正上方，胫骨与地面垂直。将右大腿移至与地面平行。
3. 保持右脚外缘稳定于地面，收缩左大腿内侧（内收肌）。
4. 举起双臂至肩膀高度，收缩肱三头肌，肩胛骨下沉并拉向胸部上侧。
5. 不要倾斜躯干，保持躯干两侧均衡延长，双肩位于骨盆正上方。
6. 坐骨推向地面，腹部内收。眼睛看向右手指尖。
7. 结束体式时，双脚推压地面，前侧腿伸直，然后双脚并拢站直。
8. 在另一侧重复该动作。

作用

- 拉伸髋部
- 锻炼和拉伸大腿内侧（内收肌）
- 锻炼和拉伸双腿及脚踝
- 拉伸腹股沟和双肩
- 锻炼双臂

站立埃及人式

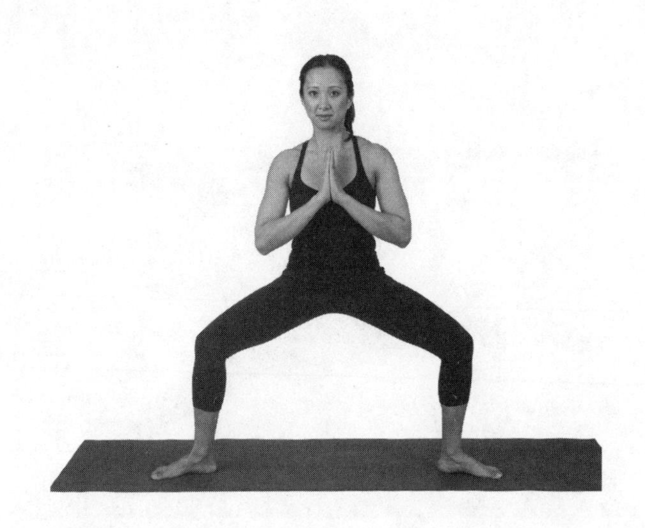

动作说明

1. 从平衡站立式（山式）开始，双脚分开大约5英尺（约1.5米）。双脚向外旋转90度。
2. 双手放在大腿上，弯曲双腿时，双膝往外推，且膝盖位于脚踝正上方。
3. 尾椎骨朝下，髋骨前侧上提。用力内收腹部，胸骨上提，这样上半身保持直立。
4. 加深双腿的弯曲将加强该体式的练习程度。随着双腿加深弯曲，双膝会向内转。保持向外推双膝以使膝盖位于脚踝正上方。
5. 手臂的变式包括以下内容：
   - 双手放在双膝上
   - 双臂举过头顶伸直
   - 双手做祈祷姿势
6. 结束体式时，双脚向内转，伸直双腿，然后回到平衡站立姿势。

作用

- 拉伸外旋肌
- 拉伸大腿内侧
- 改善平衡能力
- 锻炼核心部位

战士三式

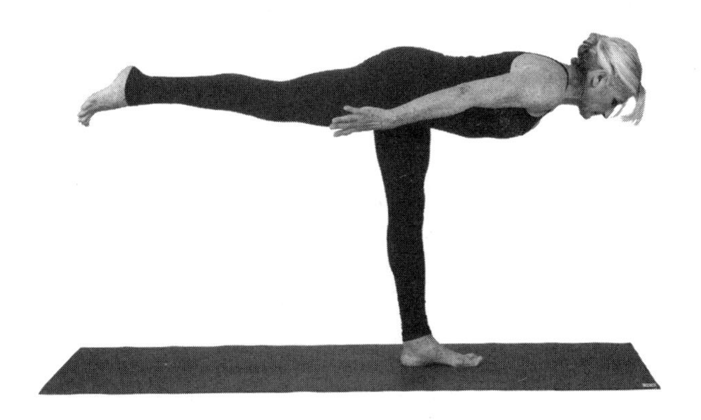

动作说明

1. 站在垫子的前端，双手分别放在位于双肩下面的瑜伽砖或瑜伽垫上。
2. 用脚趾根和后脚跟抓牢地面以稳定左腿。从股四头肌内侧至腹股沟内侧用力上提，收缩左髋外侧（臀中肌）。肚脐内收。
3. 上提和伸展右腿，保持右腿伸直且与脊柱在一条直线上。重心不要转移至左侧。保持髋部对齐，在一个稳定的平面上。
4. 腹部和前侧肋骨内收以收紧核心部位，双臂向前伸出且双臂平行，或者双臂位于身体两侧与双肩同高。保持这个姿势。
5. 放松伸直的腿到地面，双脚靠拢。
6. 在另一侧重复该动作。

作用

- 锻炼臀大肌和臀中肌
- 拉伸梨状肌
- 拉伸腘绳肌
- 延伸脊柱
- 锻炼双腿
- 锻炼核心部位
- 改善平衡能力

膝触脚踝平衡式

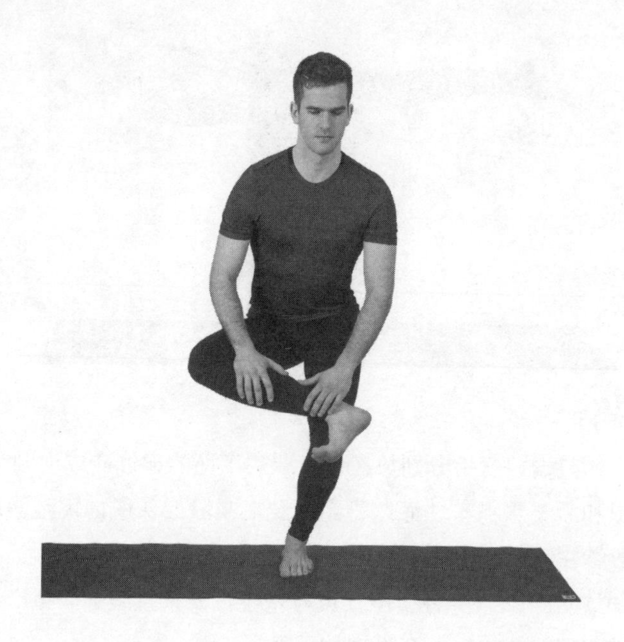

动作说明

1. 从平衡站立式（山式）开始，弯曲右腿，右脚踝的外侧放在左膝盖的上面。屈曲脚。
2. 放松右髋部的肌肉，包括臀肌；弯曲左腿，双手放在腰部或胫骨处。
3. 该体式只是略微前屈，更多的是深蹲。
4. 在另一侧重复该动作。

作用

- 拉伸内旋肌
- 拉伸和锻炼臀肌
- 提高平衡能力和注意力

树式

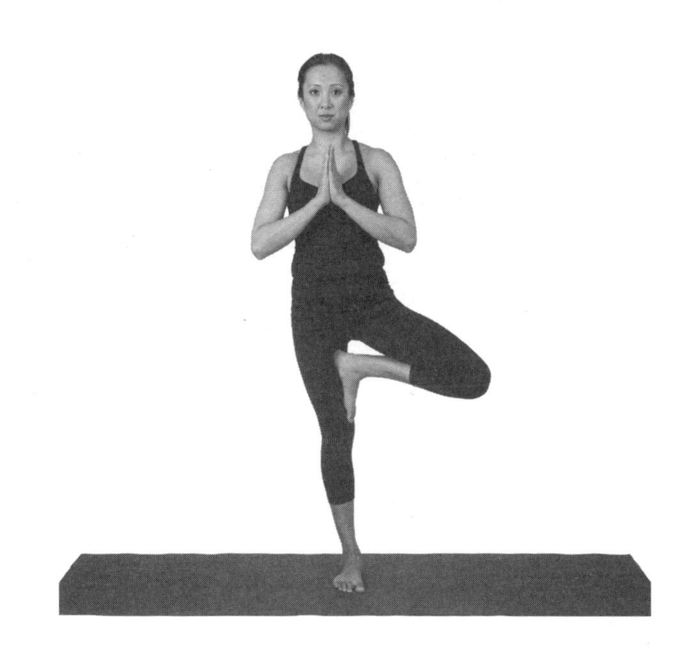

动作说明

1. 从平衡站立式（山式）开始。右腿弯曲，大腿外旋。
2. 抬起左脚，将左脚放在右大腿内侧膝盖的上方或下方，但是不要放在膝盖的位置。若左脚位于膝盖上方，左脚稳定地推向右大腿内侧。
3. 左大腿外旋，同时保持髋部对齐，面朝前侧。
4. 然后左膝转向前侧，放松到地面。
5. 在另一侧重复该动作。

作用

- 拉伸外旋肌
- 拉伸和锻炼大腿内侧（内旋肌）
- 锻炼双腿
- 提高平衡能力和注意力
- 锻炼脚踝

鸽子式

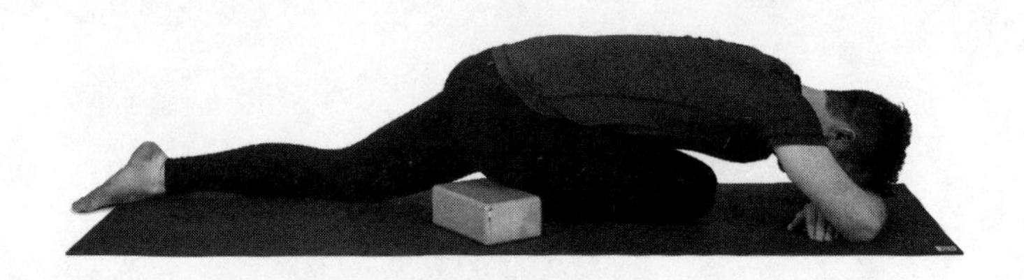

动作说明

1. 从下犬式开始，右膝盖前移靠近右手处，右脚和胫骨上移。
2. 左腿向后伸直，让右髋落靠在地面，或一块瑜伽砖或折叠的毯子上。
3. 延伸上半身，然后放松落在瑜伽垫上，头部停靠在交叠的双臂上。
4. 放松双肩、颈部和头部。
5. 结束体式时，双手用力推地面，肚脐内收以上提髋部，前侧的腿撤回进入下犬式。
6. 在另一侧重复该动作。

作用

- 拉伸外旋肌，尤其是梨状肌
- 拉伸臀肌

双鸽式

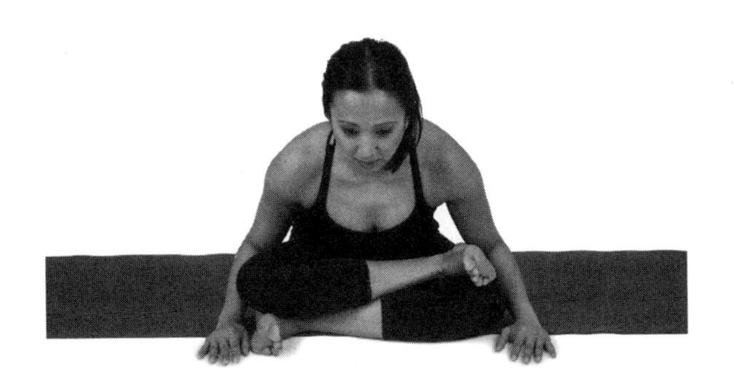

动作说明

1. 以手杖式坐立，弯曲右腿，将右脚踝的外侧放在左膝盖上方。屈曲右脚，右大腿朝向地面放松。
2. 向后倾斜，弯曲左腿，屈曲左脚，移动左胫骨至右胫骨下侧。双脚应保持屈曲状态。
3. 双侧坐骨均匀用力地稳定于地面上，身体坐直，或为了加大拉伸，身体前屈。
4. 为了安全起见，如果下侧的膝盖抬离地面，那么下侧的腿可以保持伸直，或在膝盖下侧放一块折叠的毯子给予支撑，不要让下侧的腿悬空。如果上侧膝盖抬起高于腰部，则双臂环绕上侧膝盖以支撑该动作。
5. 继续将右大腿积极地推向地面。不要向下按压膝盖，力量是来自髋部。
6. 在另一侧重复进行。

作用

- 开髋
- 拉伸臀肌

深蹲

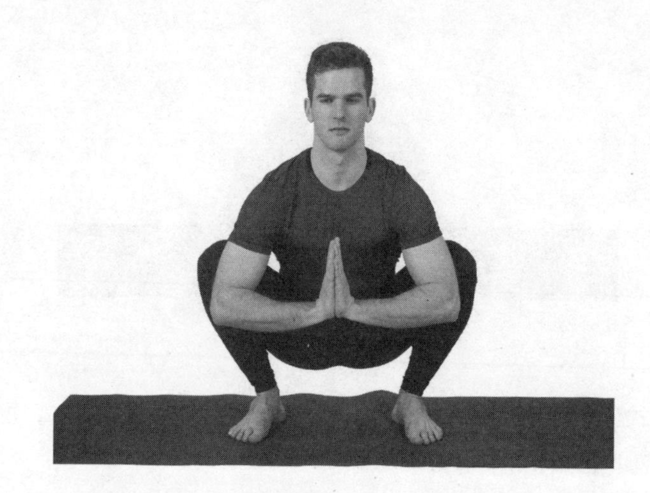

动作说明

1. 可以从站立或坐立姿势进入该体式。
2. 从站立姿势开始，双脚分开略微比髋宽，脚趾指向前方。弯曲双腿，保持膝盖位于脚踝正上方，然后缓慢进入深蹲，确保膝盖没有不适感。
3. 从坐立姿势开始，双脚如站立所描述的一样，重心前移，臀部抬离地面。
4. 双脚将会向外转，但是试着尽可能地保持双脚平行。
5. 然后使髋部下沉，胸部上提以延伸脊柱。

作用

- 拉伸和放松下腰背
- 开髋
- 锻炼胫骨和脚踝
- 拉伸跟腱

束角式

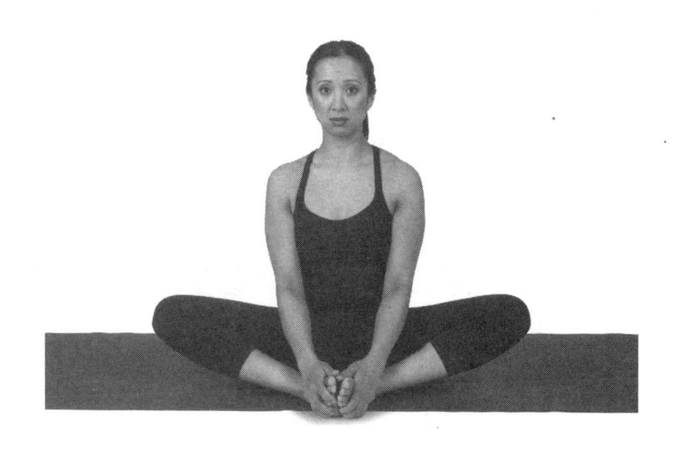

动作说明

1. 从手杖式坐立开始。双膝弯曲，将脚掌靠在一起，双脚脚后跟指向骨盆。
2. 双膝朝地面下沉，双脚脚掌贴靠在一起，双脚的外缘贴在地面上。
3. 如果双膝高于腰部，则坐在一个或两个瑜伽砖上。
4. 双手放在身后推压地面，同时髋部前推，使耻骨沉落在地面上，骶骨提起。
5. 如果你可以保持髋部直立或前倾，将双手放在双脚脚背上。
6. 放松双肩，肩胛骨下沉。躯干延伸，腹部内收，上提胸部。
7. 保持直立，或进入前屈，保持脊柱伸直，扩展胸部。
8. 结束该体式时，双膝靠拢，然后伸直双腿。

作用

- 开髋
- 拉伸外旋肌
- 拉伸大腿内侧和腹股沟

内旋肌拉伸

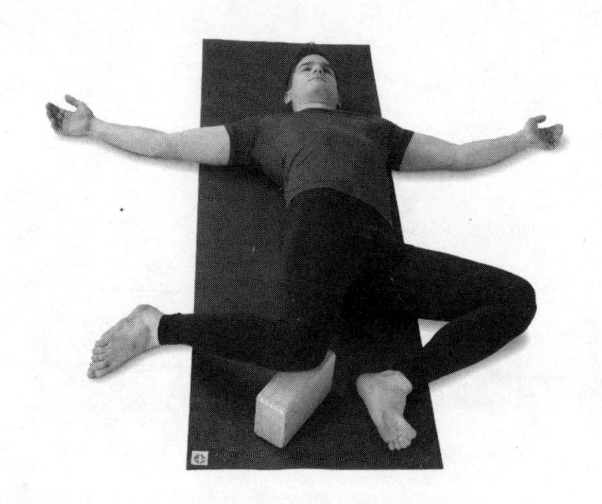

动作说明

1. 仰卧于瑜伽垫上，双腿弯曲呈90度。右脚向右移动大约一根胫骨的长度。
2. 右膝朝左脚踝落下，右大腿内旋，落在左脚内缘旁边。右臀稍微抬起。
3. 确保右膝盖朝向前侧，左大腿向外伸展远离身体。
4. 为了起到支撑作用，在右膝下面放一块瑜伽砖或卷起的毯子，左脚踝外侧放在右膝盖外侧，且略微向左拉。如果右膝盖无法贴靠地面，或者膝盖感觉刺痛，则可省去这一步。
5. 在另一侧重复该动作。

作用

- 拉伸阔筋膜张肌
- 拉伸臀中肌

弓步式（低位弓步式、跪弓步式和高位弓步式）

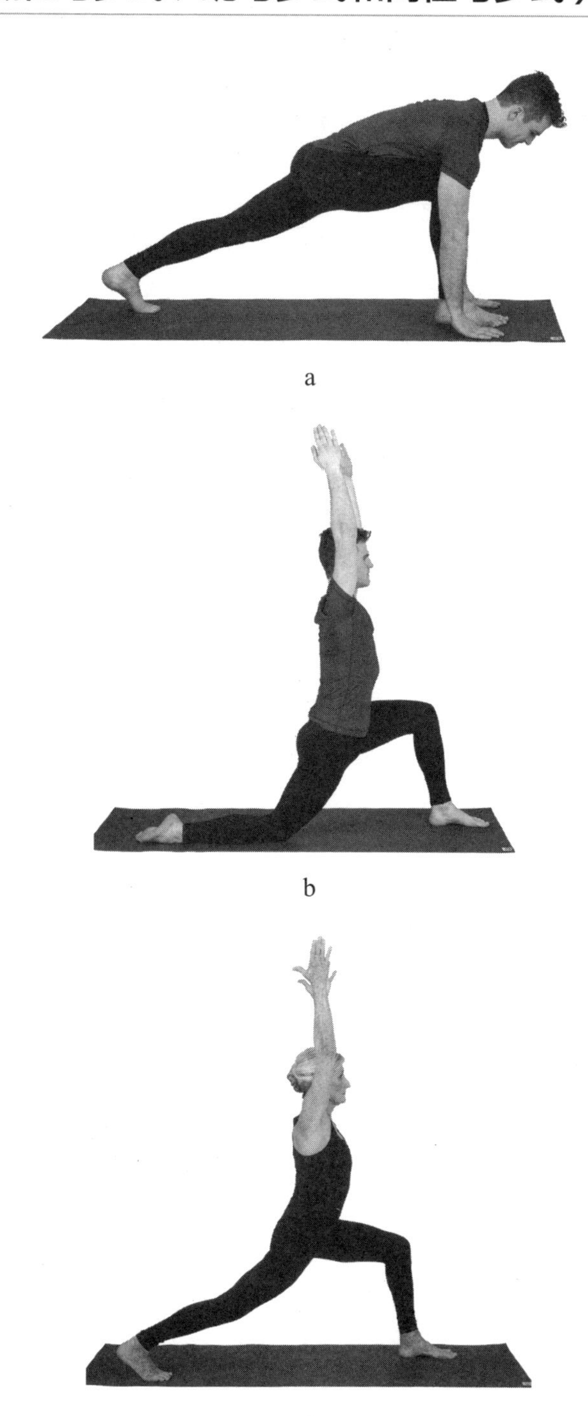

a

b

c

动作说明

1. 从下犬式开始为弓步式做好准备。右脚向前跨入右手内侧。右膝位于右脚踝正上方。积极用力下压前侧的脚，收紧前腿的腘绳肌和右髋外侧（臀中肌）。如果你无法将右脚移至右手位置，让后腿膝盖落地，那么前侧的脚继续前移，直到靠近右手内侧；然后伸直后侧的腿。一段时间的练习后，脚移动到手的旁边会变得容易。前腿是稳定弓步式的关键。前腿膝盖应一直保持在脚踝的正上方。结束弓步式时，双手推地面，腹部内收以上提髋部，前腿向后撤，回到下犬式。在另一侧重复进行。
2. 对于低位弓步式（a），保持双手位于前腿两侧的地面并伸直后腿，后腿的脚后跟向后推压。胸骨上提，肩胛骨下沉，延长脊柱。
3. 对于跪弓步式（b），从弓步开始，后腿膝盖着地，如果需要，可以在膝盖下垫一个折叠的毯子。双手放在前侧大腿上下压，内收腹部和下侧肋骨。尾椎骨下沉，上提髋骨前侧。双臂上举过头顶，双肩下沉，胸部上提。为了加深拉伸，髋部前移，同时保持腹部和下侧肋骨内收。
4. 对于高位弓步式（c），从低位弓步式开始，双臂上举过头顶。肋骨和腹部内收。脚后跟后推，重复伸直后腿，后腿的大腿内侧朝上转动。尾椎骨下沉，右侧髋骨的前侧朝前向上移动。双臂完全伸直以拉伸躯干两侧和脊柱。
5. 结束弓步时，双手推地面，抬起髋部，后撤前侧的腿，然后回到下犬式。
6. 在另一侧重复进行。

作用

- 拉伸髋部屈肌
- 拉伸小腿和跟腱
- 拉伸大腿内侧
- 锻炼和拉伸臀中肌和臀大肌
- 增强双腿力量

弓步扭转式

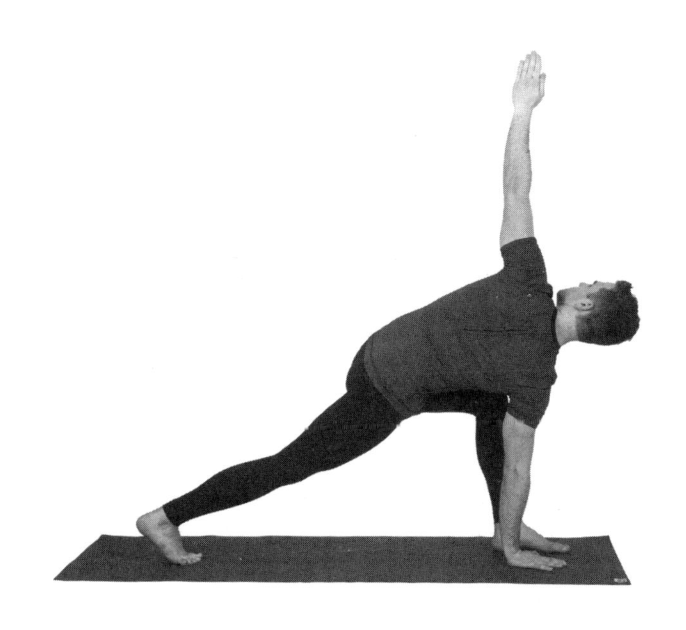

动作说明

1. 从低位弓步式开始，左腿向前，将右手放在右肩下侧的瑜伽垫上，将左手放在下腰背处。
2. 从肚脐处开始扭动，右侧肋骨转向左大腿的内侧。
3. 右手推地面，左臂朝着天花板方向伸直，胸骨向前延伸以扩展胸部。
4. 结束体式时，将双手放在瑜伽垫上，肚脐内收，上提臀部，前腿后撤回到下犬式。
5. 在另一侧重复该动作。

作用

- 拉伸髋部屈肌
- 拉伸小腿和跟腱
- 拉伸大腿内侧
- 锻炼和拉伸臀中肌与臀大肌
- 增强双腿力量
- 拉伸和锻炼脊柱，恢复脊柱活力

蜥蜴式

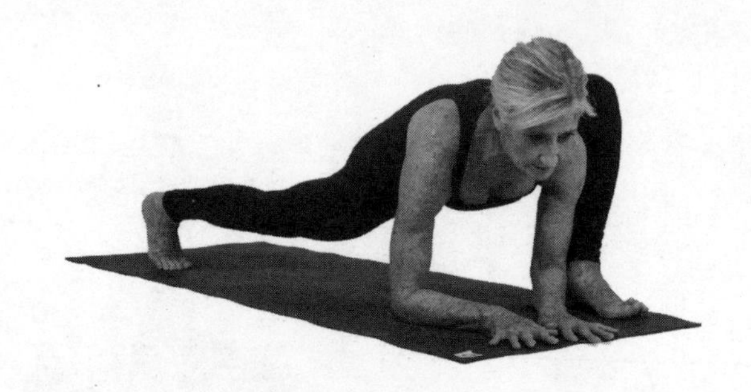

动作说明

1. 从低位弓步式开始，左脚位于左手的左边，左手放在左脚内侧。
2. 收缩左大腿内侧（内收肌），用左大腿内侧推你的身体。
3. 胸骨向前延伸。
4. 逐渐弯曲双肘，前臂贴靠在瑜伽垫或瑜伽砖上。膝盖不要向外分开或是右臀下沉。保持后腿伸直。
5. 结束体式时，双手按压在瑜伽垫上，抬起髋部，然后前腿后撤。
6. 在另一侧重复该动作。

作用

- 开髋
- 拉伸大腿内侧（内旋肌）
- 拉伸股四头肌

扭转蜥蜴式

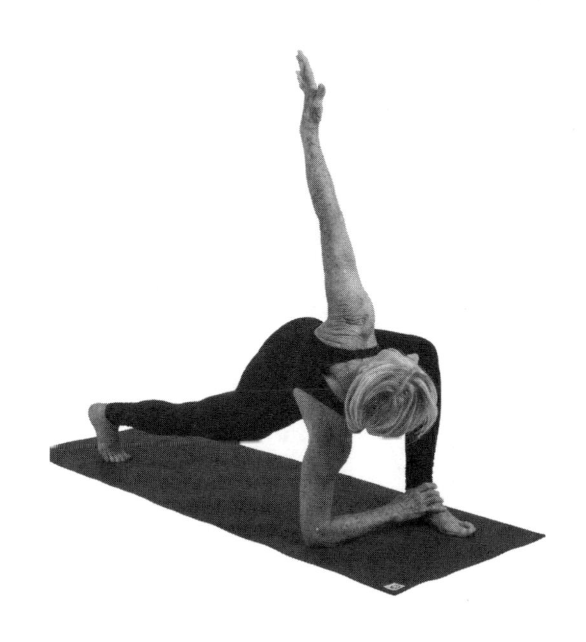

动作说明

1. 从蜥蜴式开始，双肘位于瑜伽垫上，让后腿的膝盖着地。
2. 右前臂按压瑜伽垫（或瑜伽砖），右手牢牢地抓住左脚踝。左手放在下腰背处。
3. 旋转肚脐进行扭动的姿势，右侧肋骨朝向左大腿。
4. 左臂向上伸直，朝天花板方向转动胸部以加深拉伸。
5. 后腿伸直，大腿内侧朝着天花板旋转。
6. 结束体式时，双手放在靠近前脚的瑜伽垫上，髋部上提，前腿后撤。
7. 在另一侧重复该动作。

作用

- 开髋
- 拉伸股四头肌
- 拉伸大腿内侧和腹股沟
- 拉伸脊柱，恢复脊柱活力

半蛙式

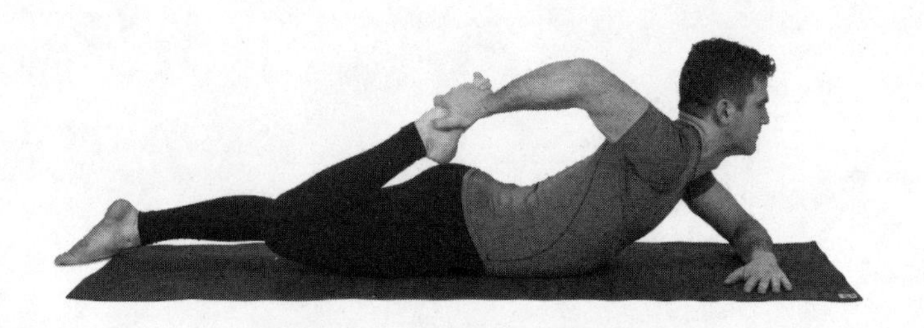

动作说明

1. 俯卧于瑜伽垫上，双腿伸直，髋骨前侧按压在瑜伽垫上。
2. 弯曲右腿，右手抓住右脚的上端。右脚掌轻轻推向臀部，保持髋骨着地。确保膝盖没有被过度地拉动或产生疼痛。
3. 左臂放在身体前侧，前臂按压地面，肚脐内收，然后上提胸部。肩胛骨下沉。
4. 为了加深拉伸，股骨向下按压，试着上提大腿离开地面，保持髋骨前侧着地。

作用

- 拉伸股四头肌和髋部屈肌
- 锻炼后背肌肉

跪姿股四头肌拉伸（跪姿蛙式）

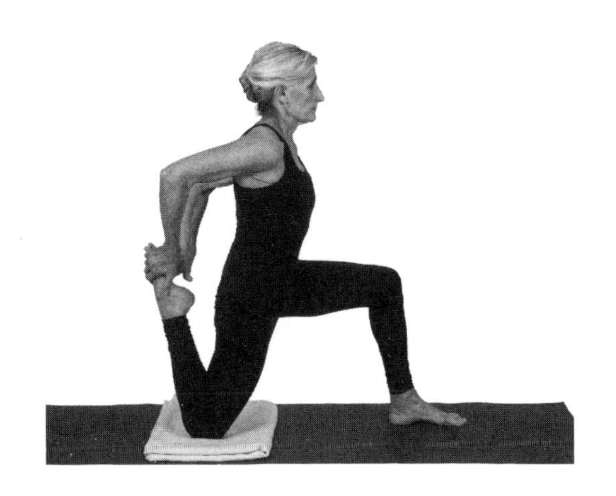

动作说明

1. 右膝跪在一个折叠的毯子上，左腿前移一步弯曲呈90度角。
2. 髋部前移，使右膝位于髋部后侧。
3. 朝向臀部上抬右脚离开地面，双手向后握住右脚的上端，轻轻地向臀部拉动右脚，同时保持髋部面朝前侧。确保膝盖没有出现疼痛。该动作的拉伸感应出现在股四头肌。
4. 肚脐和下侧肋骨内收，上半身进入直立姿势。随着进一步的拉伸，确保拉伸感出现在股四头肌和腹股沟前侧，膝盖不会产生疼痛。
5. 结束体式时，轻轻地放松后腿，双手放在瑜伽垫上。然后将前侧的腿后撤，使双膝都跪立在毯子上。
6. 在另一侧重复该动作。

变式

1. 双手握住后脚，臂骨上侧后旋，胸骨上提，扩展胸部。
2. 左手握住右脚，右臂上举伸直，腹部和前侧肋骨内收。

作用

- 拉伸股四头肌
- 拉伸髂腰肌
- 扩展胸部

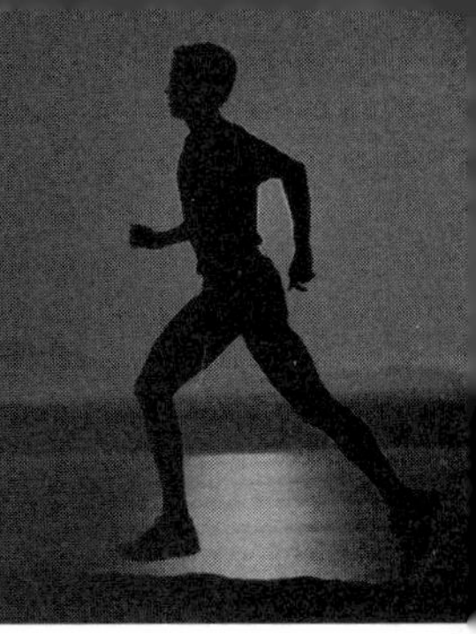

第 10 章

宁静和放松：恢复与疗愈

跑者一般都是富有进取心的人。因为这些特征，他们收获了许多成绩。而我们中的许多人从醒来那刻直到上床睡觉，一直都处在忙碌状态中。许多人感到身心俱疲，却无法入睡。

跑步能产生许多有益身体健康的好处，也可以提供实现更快、更远目标的机会。有哪些跑者不对提高跑步成绩感兴趣或为实现更佳成绩而不断地提高标准呢？大多数跑者的生活都非常充实、忙碌，但通常他们也会挤出时间来跑步——上班之前的清晨，或午餐期间，或送孩子去学校后。对于许多跑者来说，花时间休息不在计划之中。他们把休息等同于睡觉，只有在身体不适的时候才休息。

前面已经讨论了练习瑜伽对身体许多部位的好处。我们已经集中学习了身体的力量和柔韧性，以及积极锻炼身体的瑜伽体式。瑜伽练习能产生许多益处，对保持身体平衡非常关键。然而，有时一个平稳的、静态的瑜伽练习更有利于身心放松。本章讲解恢复瑜伽。

什么是恢复瑜伽？

恢复瑜伽专注于身心放松，是各种瑜伽体式的变式，其中借助瑜伽道具给予关节支撑，使肌肉完全放松下来。这有助于身体进入放松状态，更进一步地释放压力。同时，思维可以从平常的沉思、思索和揣摩的状态中抽离，使你进入一种存在的状态而不是处于非得做事的状态，这对身心放松有着极大的效果。一种真实的活力在体内出现。

要知道，“休息不等同于睡觉”这一点是很重要的。休息是创造一个可以使身体疗愈和恢复元气的内在空间。如果你习惯保持活跃并一直处于忙碌状态，你可能更喜欢动态的瑜伽练习，这样你可以快速体验到瑜伽的效果。毕竟，那样很容易感受到腘绳肌的拉伸并体验到其中的效果。另一方面，也许你会发现闲下来及长时间保持一个体式会有些无聊和缺乏吸引力。然而，我鼓励你尝试一下恢复瑜伽，不带评论和判断地来感受恢复瑜伽。学员通常会说感受到了内在的平静，压力减少了，暂时忘记了他们的问题，睡眠质量也好转了。鉴于当今社会人们面临的高压力，在你的健身计划中加入恢复瑜伽练习，是实现最佳的健康和幸福状态所必不可少的。

正如第3章中详细讲解的那样，瑜伽的深呼吸刺激中枢神经系统，有助于平衡交感神经和副交感神经。恢复瑜伽体式深层次地刺激副交感神经。恢复瑜伽有利于降低心率和血压，促进免疫系统，并开启身体的内在疗愈过程。

正如你所知道的那样，跑步对你有帮助，但是跑步作为高强度的运动对身体条件要求高。跑步时肌肉反复的收缩会造成肌肉轻微撕裂，导致腿疼及腿部僵硬。这些撕裂在通过血流中的营养补给后，肌肉得到恢复。动态瑜伽练习通过激发肌肉和增加血流来促进身体恢复。恢复瑜伽与其他形式的瑜伽相比，虽然身体活动少，但是能更深层次地促进全身的疗愈。这对跑者来说有着巨大的价值，可以帮助身体从艰难的跑步训练和比赛中恢复，同时有利于损伤更快地恢复。

当你花点时间完成几个恢复瑜伽体式后，你的身心连接会增强，能感受到巨大的、深层的内在力量。一股宁静的、抚慰人心的能量涌起，给予你新的力量，使你能更好地去面对和应对生活中的挑战。

什么时候练习恢复瑜伽

不需要找一个理想的时间才能进行恢复瑜伽练习，将恢复瑜伽练习加入到你的健身计划当中，使其符合你的安排和个人的偏好。试着在一天的不同时间段练习恢复瑜伽，看看你的身体更适合在哪个时间段练习。

练习一些恢复瑜伽体式是为一天做好准备的极佳方式，其有助于恢复身体活力。练习后的大脑变得更清晰，将使你以更加轻松的姿态度过这一天。尝试在特别忙碌以及有压力的日子里也进行练习。

在一天结束时练习几个恢复瑜伽体式有助于释放一整天的压力。当你无法停下思考时，下颌会感到紧绷，双肩充满紧张感，可能会有紧张性头疼，这时，恢复瑜伽练习可以给你带来即刻的益处。如果你失眠、难以入睡或半夜醒来，极力推荐你在睡前练习恢复瑜伽。身心的深层宁静和平缓将有助于睡眠。拥有良好的睡眠，你会感觉更轻松、更有活力，以更饱满的精神面貌迎接新的一天。

恢复瑜伽具有疗愈效果，当你正在应对急性损伤时，恢复瑜伽可以提供极大的帮助。跑者们讨厌受伤，希望尽快重返赛道；此外，受伤以及无法跑步通常给他们带来压力和挫败感，这只会延缓治疗的效果。恢复瑜伽具有极大的疗愈效果，能给身体创造一个有利于疗愈和快速康复的内在环境。

练习恢复瑜伽是从赛跑或特别繁重的跑步训练中恢复的一个良好的方法。当你跑步后感觉精力耗尽，你或许不会选择去练习动态瑜伽，这是可以理解的。在这种情况下，尝试着花时间进行几个使人平静的瑜伽体式练习，观察其对你的身心产生的效果。然后，你可以在第二天练习动态的瑜伽。

恢复瑜伽不需要单独进行，你可以在动态瑜伽练习的结尾，留点时间给自己进行一个或两个喜欢的恢复瑜伽体式。另外，在练习恢复瑜伽体式时，你要进行深呼吸、腹式呼吸或喉式呼吸。呼吸能进一步刺激副交感神经系统，促进放松、恢复活力。

正如你所看到的那样，没有规定的模式——何时练习都没有正确和错误之分。这些建议在起初阶段对你也许会有所帮助，但是你自己的直觉是最好的判断。随着身体适应恢复瑜伽练习所产生的巨大效果，它会成为你最佳和最可靠的向导。

瑜伽道具

恢复瑜伽体式需要一些道具。设备齐全的瑜伽工作室通常会有毯子、长枕、靠垫、瑜伽砖和瑜伽椅，这些都是恢复瑜伽练习所必需的。然而，一些恢复瑜伽体式只需要一些临时的道具，你可以在自己家里制作出来。

使用道具时，不要害怕移动它们，找到让你感觉舒适的点。也许让你感觉舒适和疼痛之间的区别就是，对道具所放的位置进行略微的调整。记住，道具使用的目的是使你舒适；在体式练习中，身体不应因使用道具而感到紧张。在找到让你感觉合适的点之前，也许需要多次进行道具位置的调整。注意倾听你的身体。

接下来所列的道具是本章后面的恢复瑜伽体式练习中所需要的，下面介绍如何制作你自己的临时道具。

毯子 你需要两块大小差不多的毯子，每一块都应比瑜伽垫大一点。为了使毯子成为一个完美的支撑物，毯子应是编织紧密的，这样它在你的体重的作用下可以保持形状。一条厚的浴巾也是可以的。毯子应折叠整齐，没有凸起和褶皱。

- **折叠的毯子：**将毯子纵向对叠，然后再纵向折叠两三次或更多次，直到毯子变成折叠起来的长条，大约宽1英尺（约30厘米）（图10.1）。折叠应整齐，厚度均匀。

- **卷起的毯子**：将毯子纵向对叠3次。从边缘长的那边开始，将毯子整齐、均匀地卷起来（图10.2）。

长枕　瑜伽长枕是一个长方形的枕头，其有均匀的厚度和稳固性。可以在家制作临时长枕。把睡枕的外缘略微向内卷起，然后用毯子紧紧地包裹住整个枕头。如果需要，你可以用一两根带子捆住睡枕。

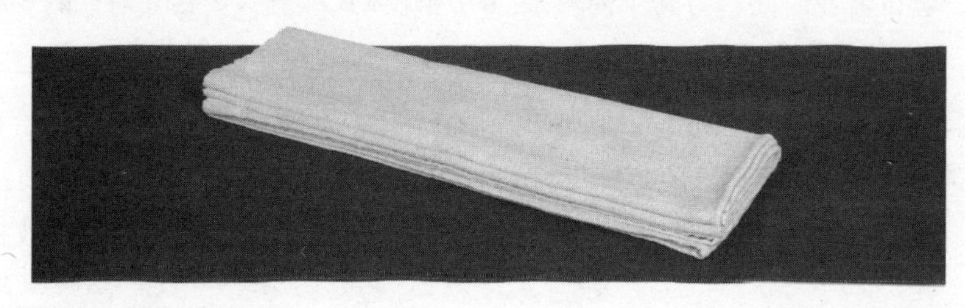

▶图10.1　折叠的毯子

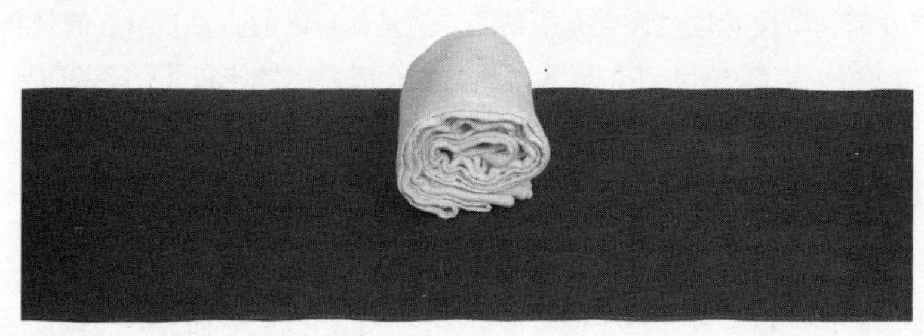

▶图10.2　卷起的毯子

靠垫　一两个靠垫也是有帮助的。你可以使用家中的靠垫，但是大小应差不多。

瑜伽砖　一般的瑜伽砖是由木头或软木制成的，其尺寸为4英寸×6英寸×9英寸（约10厘米×15厘米×23厘米）。泡沫瑜伽砖也很常用，但是它们缺乏稳定性，尤其是对体重非常轻的人来说。在所有提到过的道具中，瑜伽砖是最有用的（你需要两个），因为在练习动态瑜伽时你也会用到。如果没有瑜伽砖，你可以用一堆书替代，注意书的尺寸大小要相同，且堆叠起来与瑜伽砖的大小差不多。

眼罩　眼罩在一些促进放松和宁静的体式中用于遮盖眼睛。折叠的手巾也是可以的。

有利于恢复和疗愈的瑜伽体式

本部分内容包括一些有利于前屈和后仰能力平衡的基本恢复瑜伽体式。选择这些体式是因为它们相对较容易，而且能够使你体验恢复瑜伽带来的宁静和平衡的感觉。还有许多其他的恢复瑜伽体式值得去探索。如果你对该类瑜伽感兴趣，可以参加恢复瑜伽培训班，或查看相关书籍等资料来进行练习。

练习通用指南

- 准备好所需道具，放在旁边。
- 恢复瑜伽体式必须配合深呼吸以释放压力、刺激副交感神经系统，以及促进平静（见第3章）。
- 在恢复体式中入睡说明你的姿势是很舒服的，你整个人都很放松。然而，恢复瑜伽的目的在于保持觉醒，使身心放松而不是入睡。
- 开始练习时，每个体式至少保持3分钟。如果时间允许，你可以增加至10~15分钟。
- 恢复瑜伽体式有助于释放肌肉和关节中所有的紧张。道具应能承受你的体重，有助于释放掉身体所有的紧张。进行放松时，快速觉察全身以确保没有紧绷的部位。特别关注你的嘴、下颌、颈部、双肩和腹部。

支撑开胸式

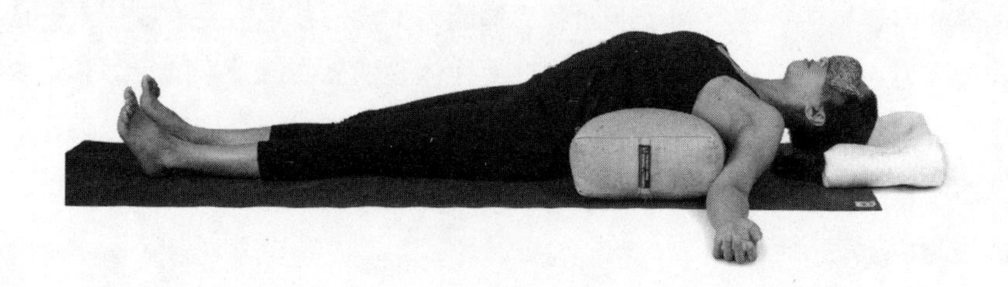

道具

- 长枕
- 一个靠垫
- 眼罩（随意）

动作说明

1. 坐立在瑜伽垫的前侧，双腿弯曲。
2. 将长枕水平放在瑜伽垫上，使其位于后背的中间位置。轻轻躺在上面，使背部支撑在长枕上面。上臂和双肩落靠在长枕的上部，双手伸向地面放松。臀部应保持贴在瑜伽垫上。
3. 让头落向地面，在头下面放一个小靠垫。下巴朝向胸部，这样颈背延长，颈部前端放松柔软下来。
4. 为了进一步地放松，可以戴上眼罩。
5. 你可能需要调整几次道具以找到身体感觉最好的姿势。

变式

该体式也可以双腿弯曲进行，双脚打开比髋略宽，双膝靠拢；或双腿交叉；或双腿伸直，双脚靠拢。

支撑束角式（仰卧束角式）

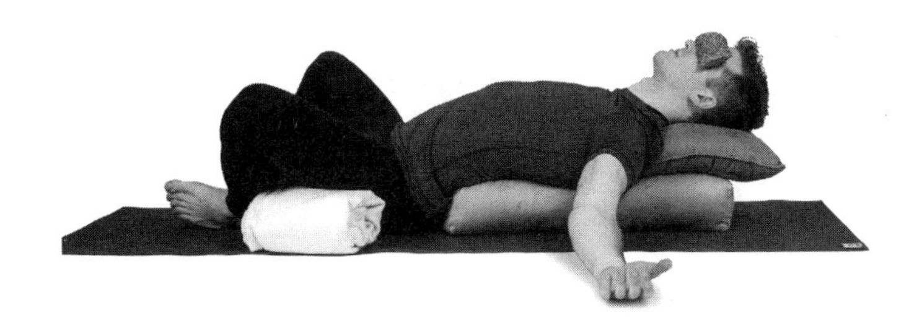

道具

- 长枕
- 靠垫
- 两条卷起的毯子
- 眼罩（随意）

动作说明

1. 将长枕纵向地放在瑜伽垫上，在长枕上面放一个靠垫。
2. 坐在长枕前侧，髋部和长枕之间留出一些空隙。双腿弯曲，将双脚掌贴靠在一起，脚后跟朝骨盆靠近。
3. 在两条大腿下侧各放置一条卷起的毯子，让大腿在毯子上放松。卷起的毯子的高度应能够支撑大腿，这样腹股沟内侧就不会有紧张感或拉力感。大腿两侧的毯子应同高。
4. 轻轻靠在长枕上，使长枕支撑脊柱、靠枕支撑头部。下巴略微向下倾斜，这样颈背或颈部前侧不会出现紧张感。
5. 肩胛骨下沉，让双臂舒适地位于身体两侧。
6. 为了进一步地放松，可以戴上眼罩。

支撑桥式

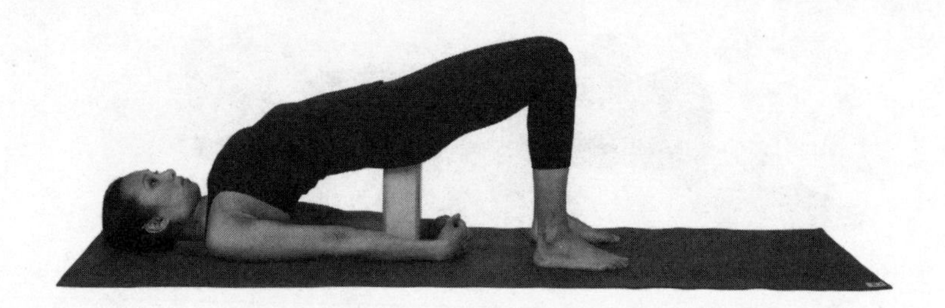

道具

- 瑜伽砖

动作说明

1. 仰卧在瑜伽垫上，双腿弯曲。双脚打开与髋同宽，平放于地面且相互平行。
2. 双脚推压地面抬起臀部。可在骶骨处放置一块瑜伽砖，使其在瑜伽砖上放松。在身体感觉舒适的高度处放置一块瑜伽砖，最后将瑜伽砖以其最高的高度放置。
3. 朝双腿方向延伸尾椎骨和耻骨。双肩的顶端贴靠地面。
4. 肩胛骨下沉，伸直双臂。或者在身体下侧双手相扣，并朝向双脚的方向延伸。
5. 略微抬起下巴以延长颈背。
6. 双脚内侧继续用力按压地面，防止双膝分开。

支撑前屈式

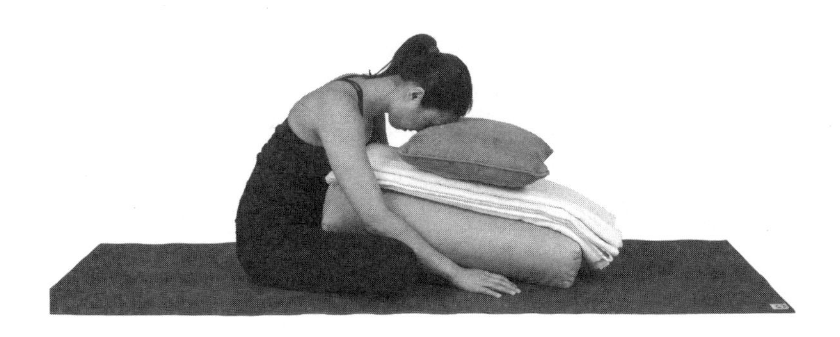

道具

- 长枕
- 一两条折叠的毯子
- 两条卷起的毯子（随意）
- 两个靠垫

动作说明

1. 从简单的盘腿坐姿开始。试着将双脚移动靠近或远离身体，找到髋部和大腿感觉舒适的位置，确保膝盖没有任何不适。
2. 在大腿上放置一个长枕，窄的两端一头靠在身体上，一头放地上。在长枕上放一两条毯子或两个靠垫。找到使身体感觉最舒适的高度。
3. 从髋部开始移动，进入前屈式。上半身靠在支撑道具上。
4. 双手放在前额以支撑头部，或者将双臂前伸，手放置在瑜伽垫上。下巴略微下收以延长颈背，头部下落但不要低于双肩。
5. 一段时间后，抬起身体，交换双腿盘坐着，然后再回到支撑前屈式。
6. 如果靠在地面的脚踝外侧感到疼痛，在其下面放置一块折叠的毛巾。
7. 如果双膝离地面很高，在两条大腿下侧分别放置一条卷起的毯子。确定膝盖弯曲没有疼痛感。

变式

该体式虽然更具有挑战，但是也可以双腿伸直或分开进行。在这种情况下，长枕放在瑜伽垫上。该变式可能需要更高的支撑道具。

支撑婴儿式

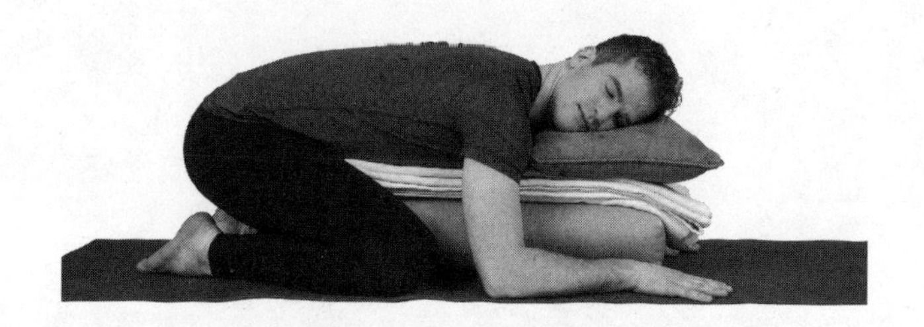

道具

- 长枕
- 一两条折叠的毯子
- 两个靠垫（随意）

动作说明

1. 从双手和双膝放于瑜伽垫上开始，两个大脚趾靠在一起，双膝打开与髋同宽。
2. 如果膝盖感觉疼痛，放置一条折叠的毯子在其下方。
3. 长枕上放置一两条折叠的毯子。长枕的窄头放在两大腿内侧之间，坐在脚后跟上，然后上半身向前延伸进入婴儿式（见第6章），让胸部和腹部倚靠在支撑道具上。
4. 保持臀部坐靠在脚后跟上，延长上半身。如果你感觉到膝盖周围有过度的拉力，在脚后跟和臀部之间放置一个靠垫。
5. 头靠在一侧休息；一段时间后，转头至另一侧。
6. 让双臂舒适地放在支撑道具上或身体两侧。

腿向上靠墙式（倒箭式）

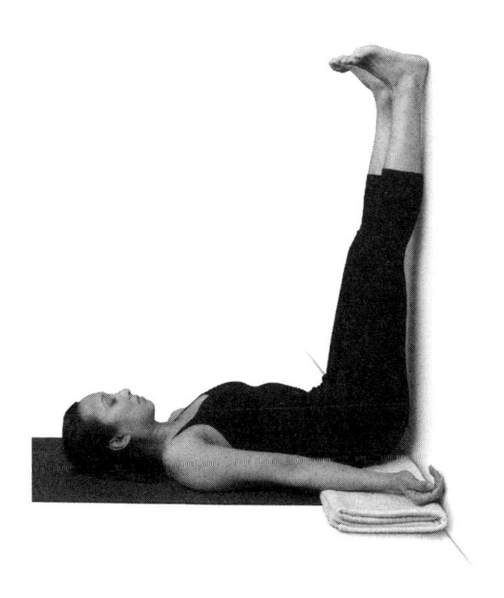

道具

- 长枕或折叠的毯子
- 眼罩（随意）

动作说明

1. 瑜伽垫的窄端贴靠墙面。
2. 毯子放在瑜伽垫的底缘，同样贴靠墙面。
3. 坐在毯子上，双腿弯曲，用一侧臀部贴靠墙面。
4. 然后转动上半身和臀部，将坐骨移动朝向墙面，上半身倒向瑜伽垫。让上半身躺在瑜伽垫上，双腿向上靠在墙面上，臀部位于毯子上且尽可能近地贴近墙面。
5. 伸直双腿，让双臂在身体两侧舒适地放松。
6. 支撑的毯子能增加下腰背的舒适和放松。然而，该体式也可以在没有支撑的情况下进行，臀部放松地停留在瑜伽垫上。
7. 双腿的重力释放到墙面上，上半身的重力释放到地面上。如果感觉腘绳肌有深度拉伸，则轻微地弯曲双腿。
8. 注意，刚开始进入该体式练习时或许不太熟练。试着调整毯子的位置，你将很快找到轻松进入该体式的方式。
9. 为了进一步放松，可以戴上眼罩。

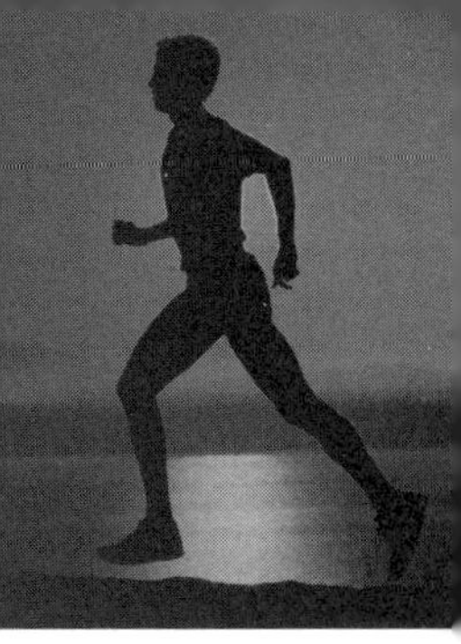

第 11 章

瑜伽序列体式

是时候开始展开瑜伽垫并练习具有魔力的各种体式了。本章列出了许多不同难度的瑜伽序列体式。从阅读体式说明开始，先寻找到适合你的序列，再进一步尝试一些其他的序列体式。有些体式会出现在许多的序列中。序列体式强调锻炼髋部、腘绳肌和脊柱，因为这些体式对跑者容易出现问题的部位有帮助。

瑜伽体式或姿势一般分为：坐立、站立、前屈、后仰、扭动、倒立和斜倚。每类瑜伽体式有其独特的用途和作用。正如第3章中所描述的，要记住，呼吸应贯穿整个瑜伽练习。确保在开始瑜伽练习时进行几次充分的深呼吸。与开始任何新的运动训练项目一样，首先请咨询你的医生。

练习指南

以下指南将有助于你从瑜伽练习中获得最大益处。

- 空腹练习瑜伽
- 房间温度根据需要进行设定。在冰冷的房间里练习无法达到预期的效果
- 穿着舒适的衣服，大部分的跑步服饰也可以
- 赤脚练习
- 买一块质量好的瑜伽垫。瑜伽垫应能紧贴地面以提供稳定，对于双手和双脚来说，要有防滑的表面
- 如果你打算使用道具，将它们放在你可以轻松拿到的范围内
- 在瑜伽练习期间，如果出汗，不要感到吃惊；实际上，你应该对出汗感到开心，因为这意味着你在产生内热。如果你的垫子因为汗水而变湿，用瑜伽铺巾吸收汗水并粘在瑜伽垫上

- 除非特别说明，序列体式中的每个动作保持5次呼吸。当然，如果你觉得某个体式对你特别有帮助，可以维持更长的时间。同样地，随着你的力量和稳定性的提高，保持时间可以延长至10次呼吸。瑜伽体式的保持时间没有统一的规定，所以自由探索你适宜的时间
- 在瑜伽练习中将很明显地发现肌肉和关节失衡问题，而且你可能会注意到身体的一侧更松弛、更紧绷、更虚弱或更强健。无论哪种体式或变式，在身体的一侧进行练习后，应在另外一侧也进行同样的练习。保持姿势的对称性有助于身体变得对称、匀称，这包括每侧的动作保持呼吸次数应相同。然而，如果你在练习某个特殊体式时注意到身体两侧有很大的差异，可以在更紧张和活动范围更受限制的一侧保持时间更长一些或者练习两次
- 倾听你的身体，不要忍着疼痛进行练习。学会区分拉伸疼痛和警告性疼痛，需要避免后者。不要信奉这样的格言——“没有疼痛就没有收获！”
- 最大的益处来自于定期的瑜伽练习：每周进行几次训练，要安排在不同的时间，不要为了补上缺掉的课程而进行一次超长或超难的练习。如果你的练习计划被打乱，慢慢地回到计划
- 不要去评定练习瑜伽所取得的进步。定期练习将会给你的身体带来很大的变化，有些变化甚至比其他人更明显。牢记一点，练习瑜伽的好处会随着时间增多，去享受每次练习后的感觉吧
- 将你的竞争品性留在赛道上吧！瑜伽不是一项竞争运动（与自己或他人）。更确切地说，把瑜伽练习当作和自己在一起的时间，同时把你的期待放一边
- 享受练习！探索练习！在练习中加入不同的变化。带着享受的态度不断尝试具有挑战的体式
- 将挺尸式作为每次瑜伽练习的最后一个体式。即使只是短短的几分钟在那静止不动地躺着，也有助于你从练习中获得能量，感觉棒极了

基本的序列体式

本部分内容介绍适合在各种场合练习的瑜伽序列体式，在练习长短和难度上有所不同，甚至包括一系列可以在看电视的同时进行的动作。由于最大的好处来自于练习要频繁且要坚持，所以需要抽时间多加练习，一些容易加入跑步之后的拉伸放

松训练的序列体式包括在以下序列体式中。然而，为了获得更大的力量和柔韧性，我们也包含了一些长时间的序列体式。

对于这些序列体式，除非有特殊说明，建议每个体式保持5次呼吸。例外的体式有拜日序列体式，在进入需要保持5次呼吸的下犬式之前，每个体式保持1次吸气或呼气。一些体式的维持时间较短，因为它们只是简单的过渡动作，而一些体式保持时间长是为了训练力量和毅力。

在许多情况下，进入或结束一个体式有许多种方式。例如，如果体式是站立进行的，你只需将双脚分开至指示的距离即可；然而，如果该体式是序列体式中的一部分，你或许会根据指示从下犬式进入站立体式。从下犬式进入站立体式后的身体姿势和位置与原来的体式是一样的。

通常在身体的一侧进行了某个体式后，在另一侧重复。在一些序列体式中，三四个体式在一侧完成后，在另一侧重复。这种类型的序列体式更具有挑战性，但是能够锻炼出更强的力量，还能提升专注能力。当你很累时你依然坚持跑步，同样地，在你想放弃时，保持瑜伽体式。

序列1：电视瑜伽

该序列可以在瑜伽练习计划之外进行，叫作“电视瑜伽”。该训练可以在你看最喜欢的电视节目或晚间新闻时进行练习，是在做事状态下获得瑜伽益处的一种有效方式。只要有时间就多练习，你想重复多少次都可以。

脚底按摩 （p.37）	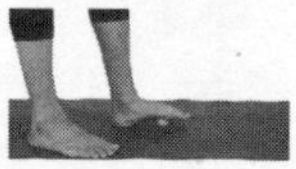	• 从脚趾根的每个关节到脚后跟，小球沿着整个脚底滚动。每个关节重复3次
泡沫轴滚动按摩股四头肌和髂胫束 （p.48）	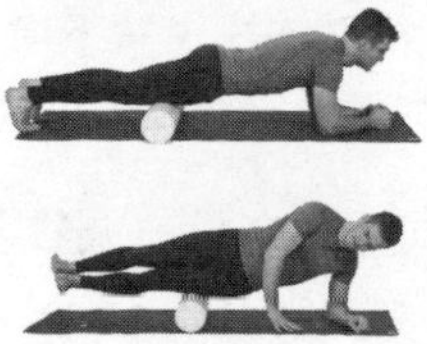	• 每侧至少重复滚动10次，变式也是如此
英雄式（雷电坐） （p.39）	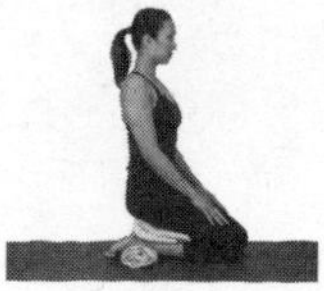	• 只要膝盖和脚踝没有疼痛，可长时间保持该体式。如果你的双脚开始感觉麻或你快要睡着，结束该体式
脚趾伸展式 （p.41）	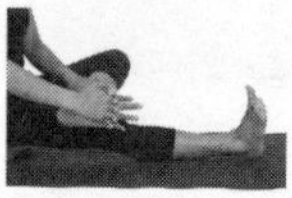	• 每侧保持5~10次呼吸
脚趾英雄式（脚趾雷电坐） （p.40）	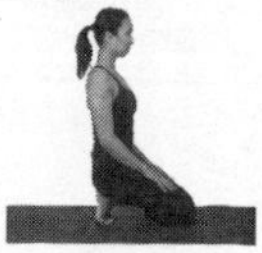	• 保持5次呼吸，然后回到英雄式，如此重复3次
牛面式 （p.93）	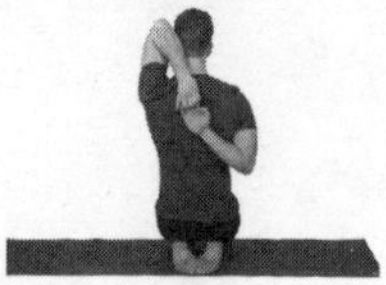	• 每侧保持5次呼吸 • 该体式可以以英雄式坐立或盘腿坐姿进行（改变手臂时，交换腿），或站立姿势进行
束角式 （p.131）	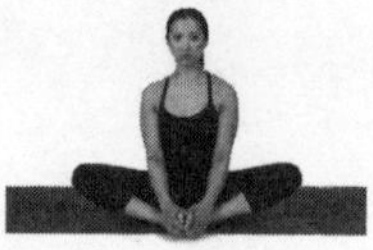	• 保持10次呼吸

序列2：跑步后的强制训练（5~8分钟）

本来在日程表中所有事情都是具有挑战性的，因此很容易得出这样的结论：不能再增加任何一件事情了。但是，没有什么比这个更简单的了；你可以穿着跑鞋进行该训练，而且只需5分钟。该序列作为强制训练，使其成为每次跑步后的一个习惯。

平衡站立式，双臂举过头顶（简易树式） （p.56）	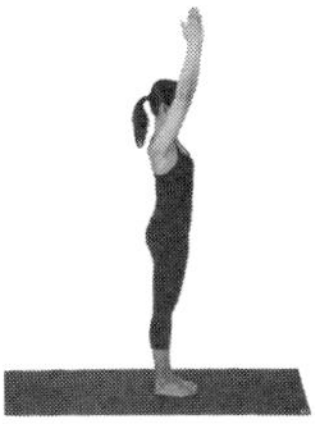	• 保持5次呼吸 • 双脚分开与髋同宽
站立侧展式（风吹树式） （p.57）	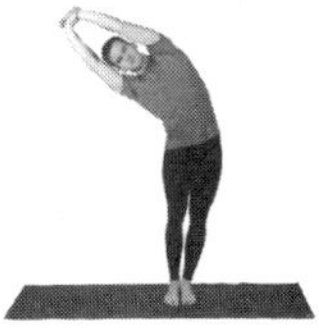	• 向右弯曲；保持5次呼吸 • 在另一侧重复该动作
半下犬式 （p.58）	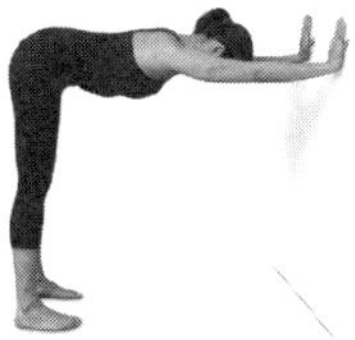	• 保持5~10次呼吸 • 重复2~3次 • 如果没有墙面，可以用树、壁架或桌面来进行
膝触脚踝平衡式 （p.126）	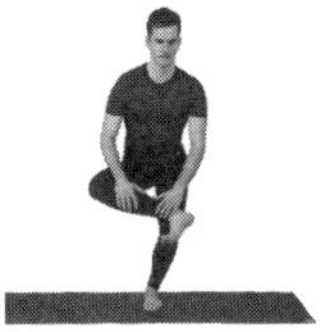	• 每侧保持5次呼吸
深蹲 （p.130）	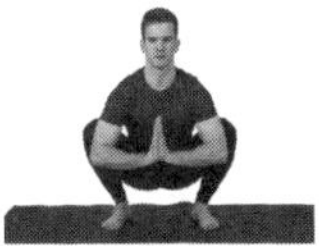	• 保持5~10次呼吸

序列3：跑者关注的热点部位（10~15分钟）

该序列是针对跑者最常出现问题的部位进行的简短的练习：髋部、腘绳肌和下腰背。该训练相对简单，适合初学者和有练习瑜伽经验的跑者。以下内容包括一些基本的瑜伽体式，拉伸和锻炼脊柱，拉伸髋部、腘绳肌以及增强上半身力量（多次练习下犬式）。该序列体式具有流动性：一个体式接着下一个体式，动作和呼吸流畅地配合着。

体式	图示	说明
婴儿式 （p.60）		• 保持5~10次呼吸 • 双手和双膝按压在瑜伽垫上，腹部上提，双肩位于手腕正上方，双膝位于髋部正下方，进入婴儿式。然后臀部坐向脚后跟，双手伸向前侧地面，脚趾指向后侧
猫狗伸展式 （p.59）		• 从脊柱保持中立位置开始，动作交替进行，保持5次完整呼吸 • 回到脊柱中立的位置 • 把双手放在垫子前侧，双膝后撤，使它们位于臀部后面 • 脚趾向下蜷曲，上提臀部
下犬式 （p.61）		• 保持5次呼吸
站立阔腿前屈式 （双角式） （p.105）		• 保持5次呼吸

续表

下犬式 （p.61）	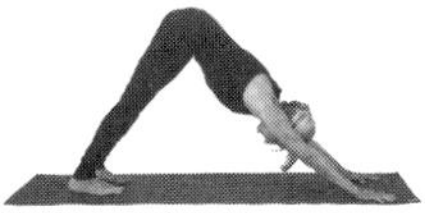	• 保持5次呼吸 • 右膝盖移至右手
鸽子式 （p.128）	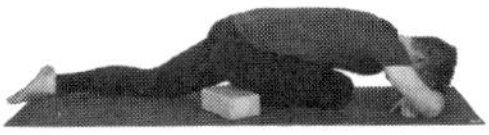	• 保持5次呼吸 • 双手按压地面，抬起臀部，然后回到下犬式 • 在另一侧重复进行 • 如果某一侧明显要更紧张一些，保持10次呼吸
下犬式 （p.61）	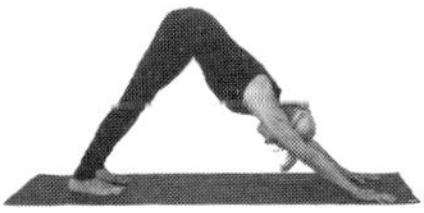	• 保持5次呼吸 • 右脚移至右手旁边
低位弓步式 （p.133）	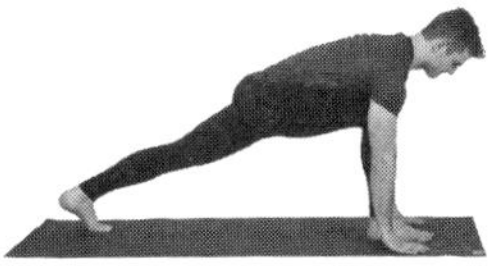	• 每一侧保持5次呼吸
下犬式 （p.61）	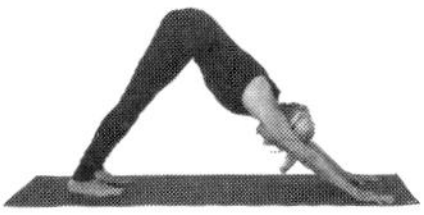	• 保持5次呼吸 • 双脚朝着双手移动，进入坐姿，然后仰卧于瑜伽垫上
桥式 （p.91）	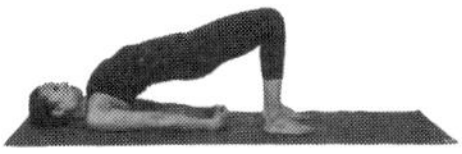	• 保持5~10次呼吸 • 臀部缓慢落入地面
大腿靠胸式（双腿锁腿式） （p.64）	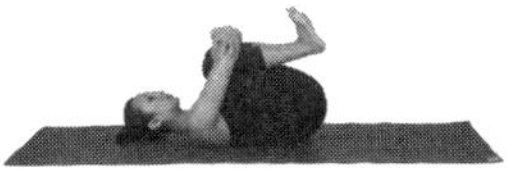	• 左右缓慢滚动臀部，进行5次呼吸
仰卧脊柱扭动式（鳄鱼扭转式） （p.65）	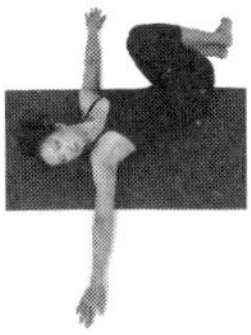	• 每侧保持5次呼吸
挺尸式 （p.69）	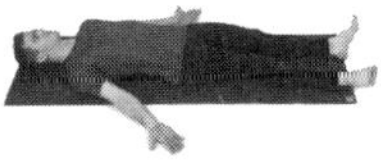	• 保持这体式5分钟

序列4：每周整体调整训练（60~75分钟）

拜日序列是一系列通过呼吸连接起来的体式。呼吸和动作配合，通过拉伸和收缩身体主要的肌肉来进行热身。在运动中，一个体式只需保持1次吸气或呼气，除下犬式保持5次呼吸外。

由于该序列体式的连贯性，拜日序列除了为接下来的训练热身、产生内热有帮助之外，还会加快血液循环，分配全身的能量。拜日序列有许多的变式，这些序列能锻炼全身，对增强上半身和核心力量尤其重要。虽然在开始时练习这些序列可能会比较困难，如果你注意调整姿势细节并定期练习，你将会注意到你的力量和柔韧性，以及你的跑步都会取得极大的收获！

该特定的序列有助于提升身体整体的平衡和对称，因为其对身体主要的肌肉和关节进行训练。在进入强度阶段之前，先从简短的热身开始，最后练习一些坐立和仰卧的体式来进行放松。如果跑步后还有足够的精力，练习该序列是帮助身体积极恢复的极好方式。你的身体就像保养后的车子，充满能量！图11.1展示了一套完整的拜日序列。为了能够充分地热身，可以先至少完成3次拜日序列体式，然后再增加到5~8次。如果你感觉到浑身充满力量与活力，可以多进行几次。重要的是，倾听你的身体。

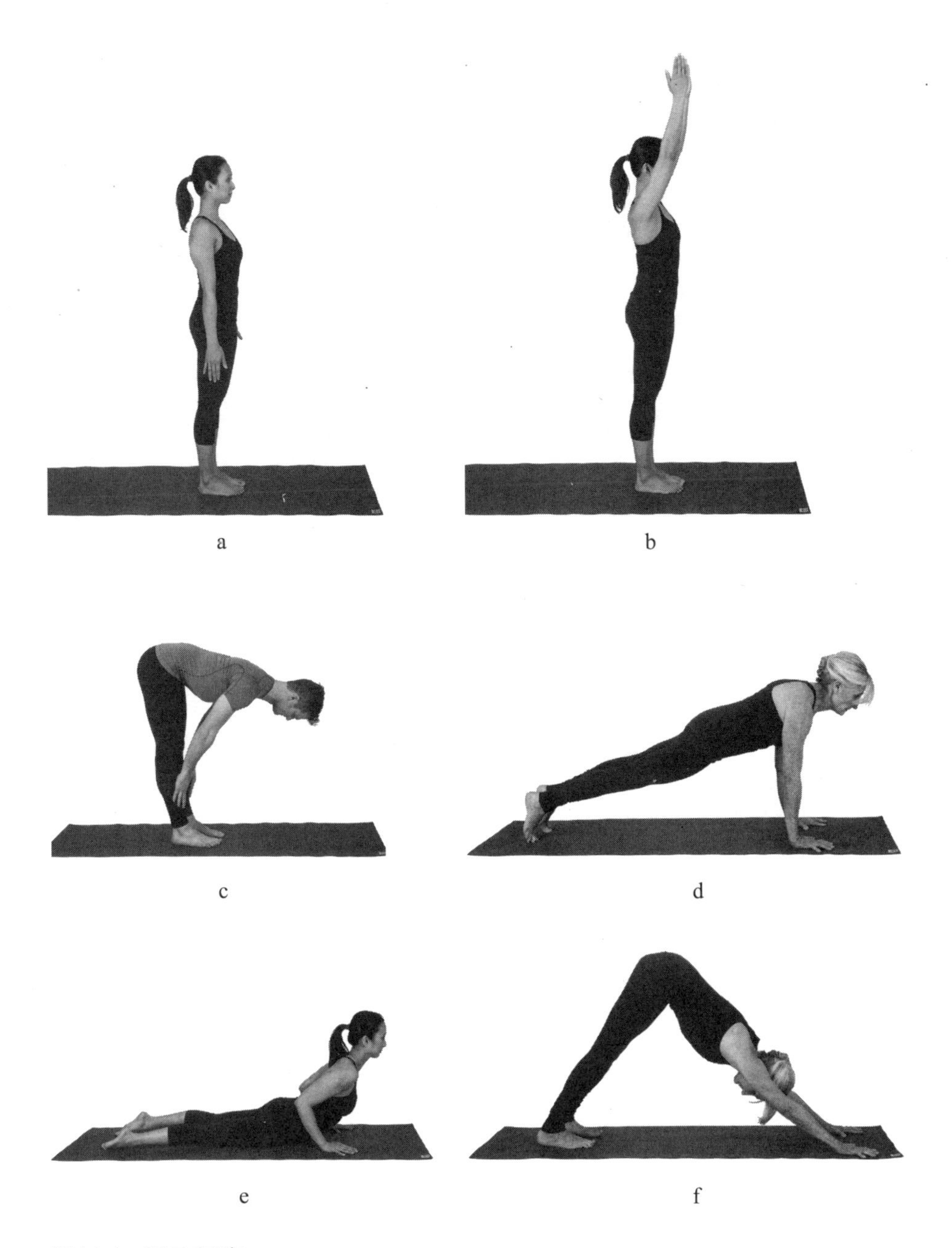

▶ 图11.1　拜日序列1

英雄式（雷电坐） （p.39）		• 保持10次呼吸。如果感觉哪里有疼痛，先进行少量次数的呼吸，一段时间后增加至10次
脚趾英雄式（脚趾雷电坐） （p.40）		• 保持10次呼吸。如果感觉哪里有疼痛，先进行少量次数的呼吸，一段时间后增加至10次 • 双手放在垫子前侧，然后进入下犬式
下犬式 （p.61）		• 保持5~10次呼吸 • 吸气，双手推地，上提腹部，双脚向前移动，进入平衡站立式（山式）
拜日序列1 以下6个体式组成拜日序列1，完成3~8次。在最后一次时，保持在下犬式。		
平衡站立式（山式） （p.36）		• 保持3次深长、均匀的呼吸
平衡站立式，双臂举过头顶（简易树式）（p.56）		• 吸气，双臂向上举起过头顶
站立前屈式 （加强脊柱前曲伸展式）（p.101）		• 呼气，以髋部为枢纽，身体前屈 • 双手放在垫子前侧，如果有必要的话，弯曲双腿，然后腹部用力内收 • 双脚向后撤
平板式 （p.83）		• 保持5~10次呼吸 • 呼气，双膝向地面落下，上半身落到地面。然后腹部和前侧肋内收，这样下腰背不会下垂
眼镜蛇式 （p.67）		• 吸气，抬起胸部，保持3次呼吸 • 呼气，胸部落入地面 • 吸气，双手推地面，抬起双腿，进入下犬式

续表

下犬式 （p.61）	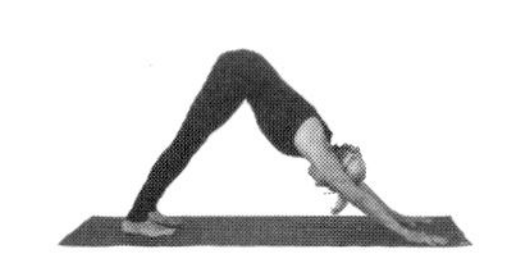	● 保持5次呼吸 ● 吸气，双手推地面，上提腹部，双脚前移 ● 完成最后一组拜日序列后，吸气，右脚前移进入低位弓步式
身体右侧先完成接下来的两个体式，回到下犬式，然后在左侧重复一次。		
低位弓步式 （p.133）		● 保持5次呼吸 ● 进入弓步扭转式
弓步扭转式 （p.135）		● 保持5次呼吸 ● 前脚后撤 ● 回到下犬式
下犬式 （p.61）		● 保持5次呼吸 ● 左脚前移，然后右膝落在瑜伽垫上
身体右侧先完成接下来的两个体式，回到下犬式后，在左侧重复。		
跪弓步式 （p.133）		● 保持5次呼吸 ● 右腿向右移动，右脚后跟与左膝对齐形成门闩式
门闩式 （p.106）		● 保持5次呼吸 ● 在完成另一侧之后，前侧的腿撤回，双手按压地面，然后回到下犬式
下犬式 （p.61）		● 保持5次呼吸

续表

身体右侧先完成接下来的3个体式，回到下犬式，然后在左侧重复。		
高位弓步式（p.133）	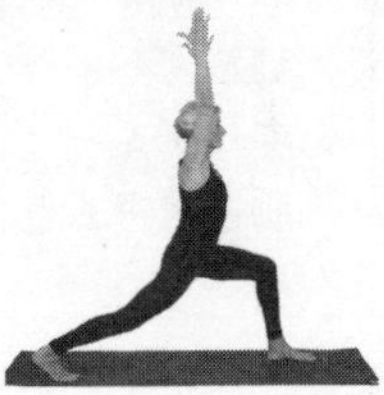	• 保持5次呼吸 • 不改变双腿的姿势，向左转动躯干，将右手放在瑜伽垫上，进入弓步扭转式
弓步扭转式（p.135）	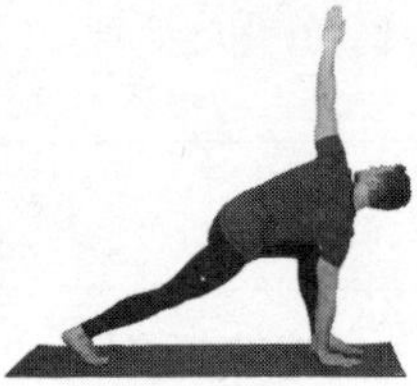	• 保持5次呼吸 • 双手放到瑜伽垫上，然后上提躯干至直立，回到高位弓步式
高位弓步式（p.133）	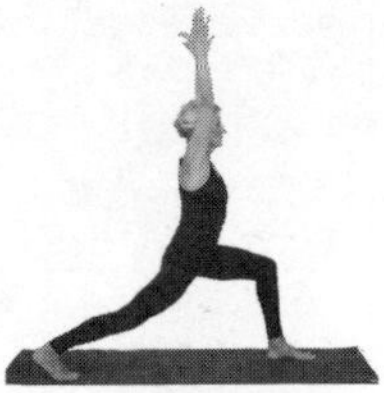	• 保持3次呼吸 • 双手放到瑜伽垫上，左脚后撤回到下犬式
下犬式（p.61）	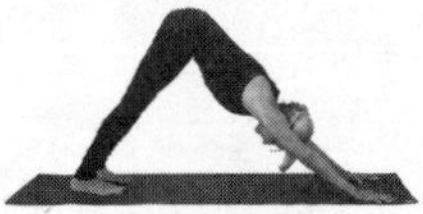	• 保持5次呼吸 • 右膝盖移动至右手旁边
鸽子式（p.128）	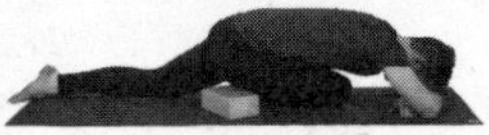	• 每侧保持5~10次呼吸
下犬式（p.61）	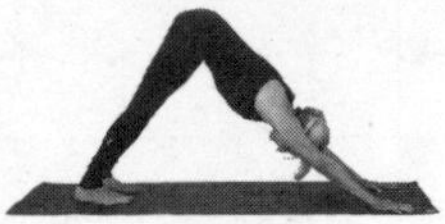	• 保持5次呼吸 • 双脚前移
平衡站立式（山式）（p.36）	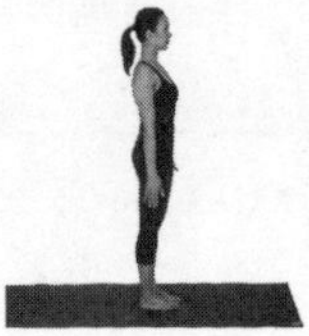	• 保持1次呼吸

续表

身体右侧先完成接下来的两个体式，然后在左侧重复。		
直腿弓步式（加强侧伸展式）（p.103）		• 注意后脚倾斜成角，且脚后跟着地 • 保持5次呼吸
旋转三角式（三角扭转伸展式）（p.104）		• 保持5次呼吸 • 回到平衡站立式（山式），交换双腿，然后在另一侧重复这两个体式
平衡站立式（山式）（p.36）		• 保持1次呼吸
身体右侧先完成接下来的两个体式，然后在左侧重复。		
战士二式（p.123）		• 保持5次呼吸
侧伸展三角式（p.121）		• 保持5次呼吸 • 在另一侧重复这两个体式
平衡站立式（山式）（p.36）		• 保持1次呼吸
简单平衡式（p.38）		• 每侧保持5次呼吸

树式（p.127）		• 每侧保持5次呼吸
平衡站立式（山式）（p.36）		• 保持1次呼吸 • 双脚分开略微比髋宽
深蹲（p.130）		• 保持5次呼吸 • 将双手放在瑜伽垫上，坐立，伸直双腿
手杖式（p.62）		• 保持5次呼吸
双鸽式（p.129）		• 每侧保持5次呼吸 • 整顿双腿，回到手杖式
束角式（p.131）		• 保持5~10次呼吸 • 伸直双腿
简单坐立扭动式（p.63）		• 每侧保持5次呼吸 • 伸直双腿，回到手杖式 • 双腿交叉进入简单的盘腿姿势
牛面式（p.93）		• 保持5次呼吸 • 变换双腿交叉，在另一侧重复进行 • 保持5次呼吸 • 伸直双腿，然后仰卧于瑜伽垫上

续表

仰卧腘绳肌拉伸（仰卧上升腿）（p.109）		• 该体式的3个部分，每侧保持5次呼吸，在另一侧重复该动作。双腿落在地面上，弯曲双腿
桥式（p.91）		• 保持5~10次呼吸
大腿靠胸式（双腿锁腿式）（p.64）		• 保持5次呼吸 • 伸直双腿
挺尸式（p.69）		• 保持5分钟

序列5：力量和耐力（75~90分钟）

这是本书中最具有挑战性的序列体式，是训练上半身、核心部位以及双腿力量和柔韧性的最强有力的序列。需要有瑜伽基础；你应该能够轻松地练习几次序列4。随着连续、顺畅的呼吸，从一个体式进入另一个体式，该序列也有助于增加耐力。当你哪天没有跑步时，该序列体式可以是一个完美的锻炼方式。该序列体式从腹部训练开始，作为有效的热身，也是提醒在整个序列中继续使用上腹部肌肉。

该序列包括的拜日序列更具有挑战性（拜日序列2），包括锻炼核心部位和上半身力量的附加体式（图11.2）。如同序列4，许多体式在身体移动时只保持一次吸气或呼气；其他体式保持5次呼吸。

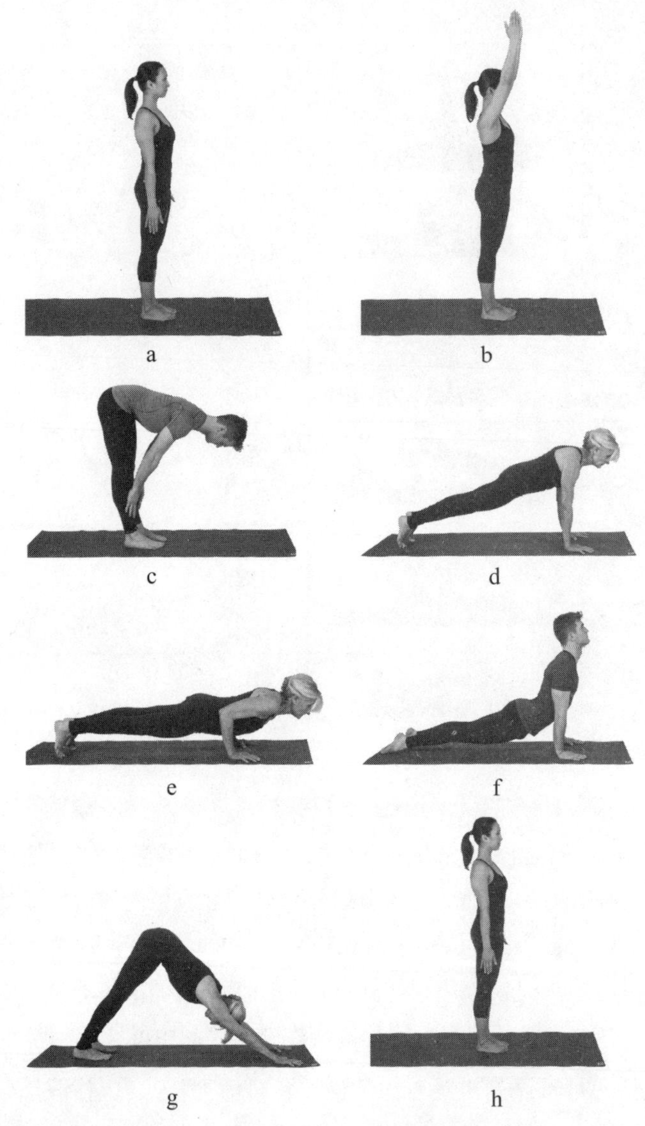

▶图11.2　拜日序列2

卷腹 I （p.81）		• 一组10次，当臀部开始晃动和不再稳定时就停止 • 重复3组
卷腹 II （p.82）		• 一组10次，当臀部开始晃动和不再稳定时就停止 • 重复3组

续表

拜日序列2 完成拜日序列2（以下8个体式），练习3～5次。 在最后一次时，保持平衡站立式（山式），然后进入双脚并拢的平板式，再以右侧为轴进入侧板式。 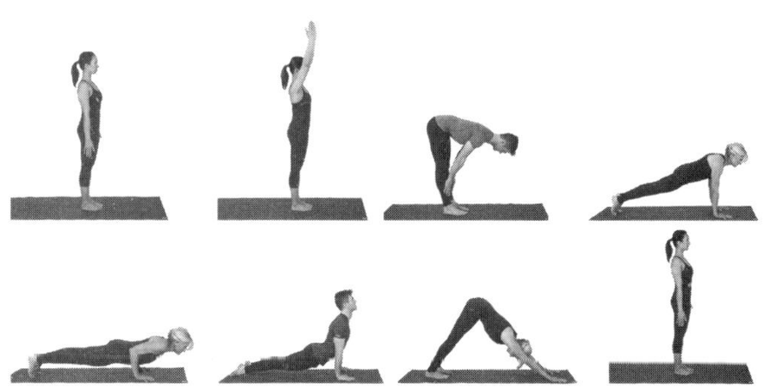		
平衡站立式（山式） （p.36）		• 进行1次完整的呼吸
平衡站立式，双臂举过头顶（简易树式） （p.56）		• 吸气，双臂上举
站立前屈式（加强脊柱前屈伸展式） （p.101）		• 呼气，以髋部为枢纽，身体前屈 • 双手放在垫子前侧，如果需要，可以弯曲双腿，腹部用力内收 • 呼气，双脚后撤
平板式 （p.83）		• 吸气，注意在做这些具有挑战性的动作时，如果需要，可以多做几次呼吸。不要屏气
四点支撑式 （p.84）		• 呼气，缓慢朝地面下落身体 • 然后脚趾指向后侧，注意双脚的脚背贴靠瑜伽垫
上犬式 （p.89）		• 进入上犬式时吸气 • 呼气，脚趾向下蜷曲，上提腹部，后推髋部，进入上犬式

续表

下犬式（p.61）		• 保持5次呼吸 • 吸气，双手推地面，腹部上提，双脚前移
平衡站立式（山式）（p.36）		• 继续吸气进入平衡站立式（山式）。然后呼气
侧板式（p.85）		• 每侧保持5次呼吸 • 回到平板式，然后在另一侧进行侧板式 • 两侧完成后，回到平板式
平板式（p.83）		• 吸气；如果需要，多进行几次呼吸
四点支撑式（p.84）		• 呼气时，身体朝地面下落 • 脚趾指向后侧，这样双脚的脚背贴靠瑜伽垫 • 双肘保持在手腕正上方
上犬式（p.89）		• 上犬式时吸气 • 呼气，脚趾向下蜷曲，上提腹部，髋部后撤，进入下犬式
下犬式（p.61）		• 保持5次呼吸 • 吸气。双手用力推地面，抬起腹部，双脚前移
平衡站立式（山式）（p.36）		• 继续吸气进入平衡站立式（山式）。然后呼气

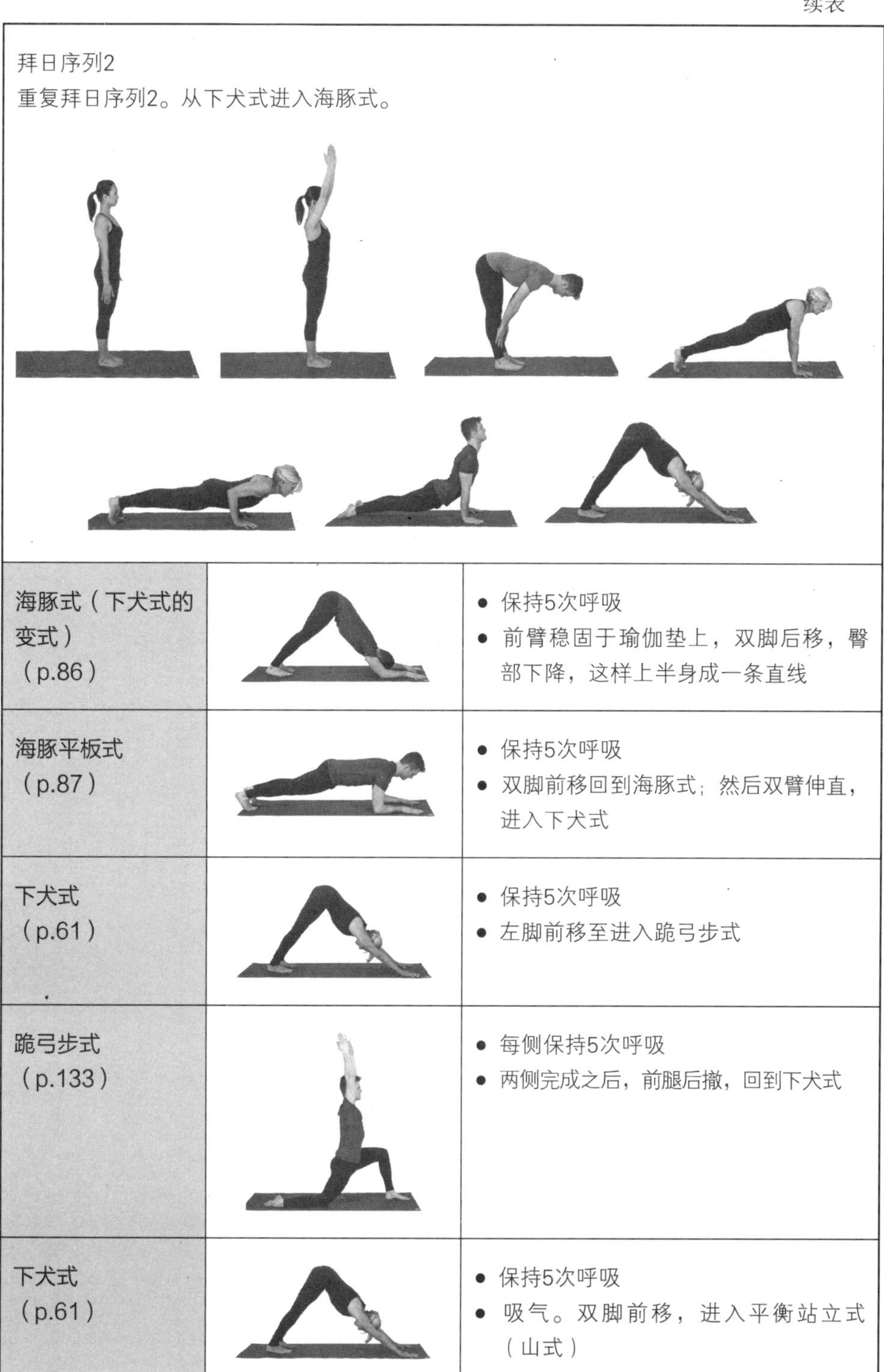

拜日序列2

重复拜日序列2。从下犬式进入海豚式。

海豚式（下犬式的变式）（p.86）		• 保持5次呼吸 • 前臂稳固于瑜伽垫上，双脚后移，臀部下降，这样上半身成一条直线
海豚平板式（p.87）		• 保持5次呼吸 • 双脚前移回到海豚式；然后双臂伸直，进入下犬式
下犬式（p.61）		• 保持5次呼吸 • 左脚前移至进入跪弓步式
跪弓步式（p.133）		• 每侧保持5次呼吸 • 两侧完成之后，前腿后撤，回到下犬式
下犬式（p.61）		• 保持5次呼吸 • 吸气。双脚前移，进入平衡站立式（山式）

<table>
<tr><td colspan="3">拜日序列2
重复拜日序列2。从下犬式开始，右脚前移至右手处，进入高位弓步式。
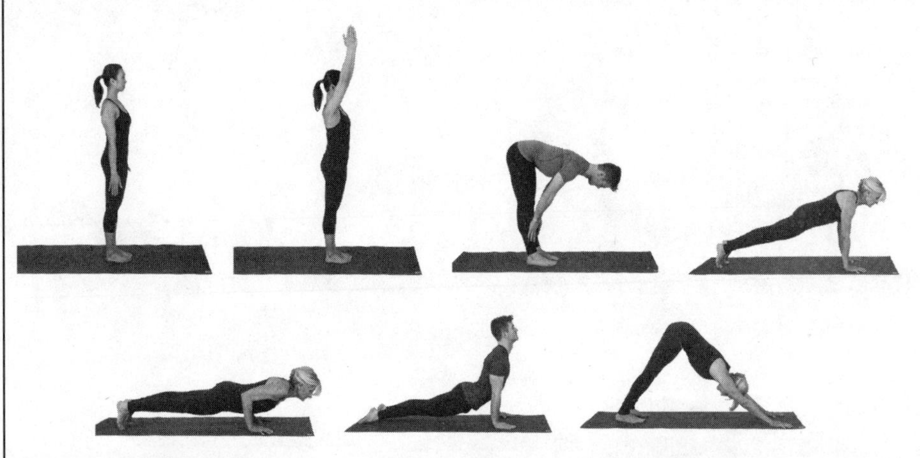
身体一侧先完成接下来的3个体式，然后回到下犬式，在另一侧重复。</td></tr>
<tr><td>高位弓步式
（p.133）</td><td></td><td>• 保持5次呼吸
• 维持双腿的姿势，躯干向左转动，右手放在瑜伽垫上，进入弓步扭动式</td></tr>
<tr><td>弓步扭转式
（p.135）</td><td></td><td>• 保持5次呼吸
• 双手放在瑜伽垫上，然后躯干抬起，回到高位弓步式</td></tr>
<tr><td>高位弓步式
（p.133）</td><td></td><td>• 保持5次呼吸
• 双手放在瑜伽垫上，前腿后撤回到下犬式</td></tr>
<tr><td>下犬式
（p.61）</td><td></td><td>• 保持5次呼吸</td></tr>
</table>

身体右侧先完成接下来的两个体式，然后在左侧重复。		
下犬式（腿伸展式）（p.120）		• 保持5次呼吸 • 腹部用力内收，臀部抬起，右脚移动至右手处
高位弓步式（p.133）		• 保持5~10次呼吸 • 双手放于瑜伽垫上，前腿后撤回到下犬式 • 另一侧重复进行 • 前腿后撤回到下犬式
下犬式（p.61）		• 保持5次呼吸
身体右侧先完成接下来的两个体式，前腿后撤进入下犬式，然后在左侧重复这两个体式。		
蜥蜴式（p.136）		• 保持5~8次呼吸
扭转蜥蜴式（p.137）		• 保持5~8次呼吸
下犬式（p.61）		• 保持5次呼吸
身体完成接下来的6个体式，然后回到下犬式。		
平板式（p.83）		• 保持1次呼吸
四点支撑式（p.84）		• 身体缓慢朝地面落下
开胸式（蝗虫式的变式）（p.66）		• 保持5次呼吸
半蛙式（p.47）		• 保持5~8次呼吸 • 在另一侧重复

续表

蝗虫式 （p.68）		• 保持3~5次呼吸 • 重复5次 • 每次完成后，头部和双腿放松回到地面，但是保持双腿活跃，脚背推地面 • 双手推地面，抬起上半身，双脚靠拢，双膝分开，进入婴儿式
婴儿式 （p.60）		• 保持5~10次呼吸。每次吸气专注扩张下腰背 • 手臂延伸至垫子前端，双手按压地面，抬起髋部，然后进入下犬式
下犬式 （p.61）		• 保持5次呼吸 • 双手推压地面，双脚前移
从平衡站立式（山式）开始，完成接下来两个体式，在另一侧重复。		
平衡站立式（山式） （p.36）		• 保持1次呼吸
站立前屈式（加强脊柱前屈伸展式） （p.101）		• 保持5次呼吸 • 双手放在双脚的前侧，或瑜伽砖或胫骨上 • 回到平衡站立式（山式）
三角式 （p.102）		• 保持5次呼吸 • 回到平衡站立式（山式）
平衡站立式（山式） （p.36）		• 保持1次呼吸

身体右侧先完成接下来的两个体式，回到平衡站立式后，在左侧重复该动作。		
弓步扭转式（p.135）		• 保持5次呼吸 • 躯干回到中立位置使其与地面平行，双手放在瑜伽砖或瑜伽垫上 • 后腿抬起与地面平行，且与臀部在一条直线上。进入战士三式
战士三式（p.125）		• 保持5次呼吸 • 后腿回到地面
平衡站立式（山式）（p.36）		• 保持1次呼吸
身体右侧先完成接下来的3个体式，回到平衡站立式（山式）后，在左侧重复。		
战士二式（p.123）		• 保持5次呼吸 • 上半身向右倾斜，手肘放在膝盖处，进入侧伸展三角式
侧伸展三角式（p.121）		• 保持5次呼吸
束角侧伸展式（p.122）		• 保持5次呼吸 • 双脚用力按压地面，以双脚为枢纽，抬起身体进入直立
平衡站立式（山式）（p.36）		• 保持1次呼吸 • 在另一侧重复这3个体式
站立埃及人式（p.124）		• 呼吸5次为一组，重复3组。每组呼吸时，双腿不要伸直。手臂的位置随意选择

续表

平衡站立式（山式） （p.36）		• 保持1次呼吸
膝触脚踝平衡式 （p.126）		• 每侧保持5次呼吸
拜日序列2 完成拜日序列2，下犬式保持1次呼吸，然后进入鸽子式。 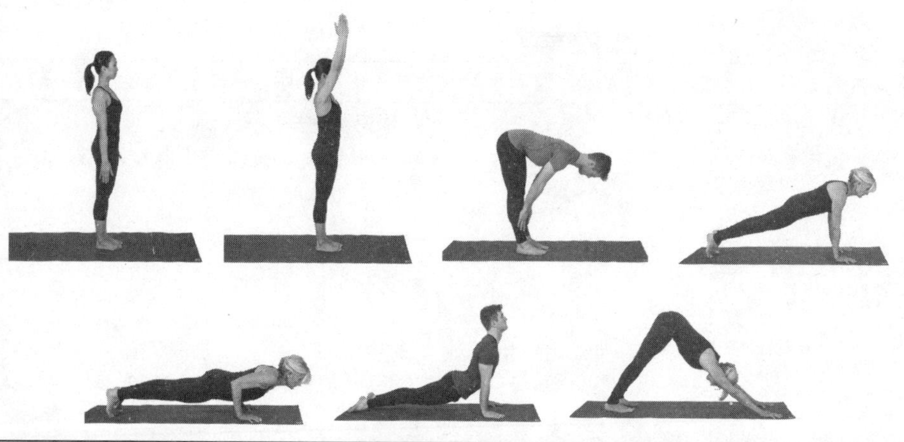		
鸽子式 （p.128）		• 每侧保持5次呼吸 • 结束体式时，前腿后撤，进入下犬式
下犬式 （p.61）		• 保持1次呼吸，双脚前移，弯曲双腿，然后坐立
手杖式 （p.62）		• 保持5次呼吸
坐立前屈式（背部前屈伸展坐式） （p.107）		• 保持5次呼吸 • 回到手杖式

上平板式（后仰支架式）（p.88）	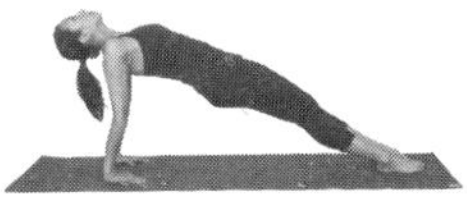	• 髋部下落至地面，回到手杖式
双鸽式（p.129）	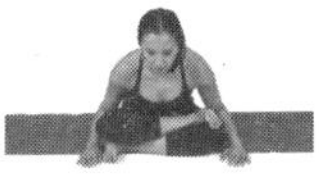	• 每侧保持5次呼吸 • 如果下侧的膝盖没有着地，伸直下侧的腿
简单坐立扭动式（p.63）	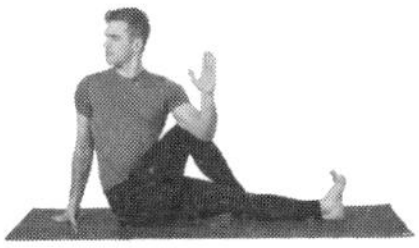	• 每侧保持5次呼吸 • 回到手杖式
坐立阔腿前屈式（束角坐式）（p.108）	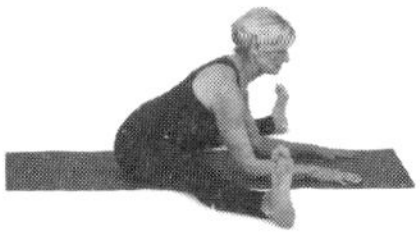	• 保持5次呼吸 • 双腿靠拢，回到手杖式
束角式（p.131）	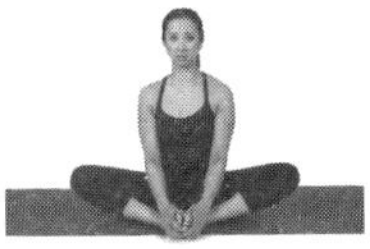	• 保持5~10次呼吸 • 双膝靠在一起，伸直双腿，回到手杖式
船式（p.90）	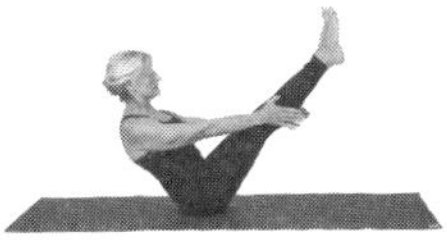	• 保持5次呼吸，然后双脚放松至地面，环抱大腿至胸部 • 重复5次 • 最后一次之后，双脚放松到地面，仰卧于瑜伽垫上
仰卧腘绳肌拉伸（仰卧上升腿）（p.109）	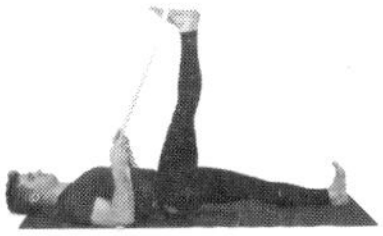 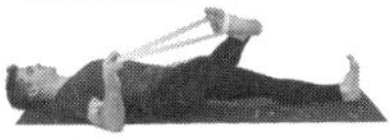 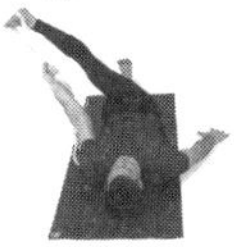	• 每侧保持5次呼吸
桥式（p.91）	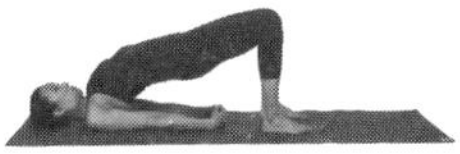	• 保持5~10次呼吸
大腿靠胸式（双腿锁腿式）（p.64）	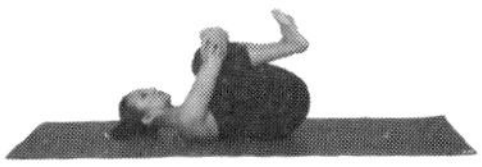	• 保持3~5次呼吸

仰卧脊柱扭动式（鳄鱼扭转式）（p.65）		• 每侧保持5次呼吸
挺尸式（p.69）		• 该体式保持5分钟

特定身体部位的序列体式

随着瑜伽训练旅程的开启，你将对你身体的优点、弱点、紧绷的部位和比较柔软的部位有更深的了解。经过一段时间的练习后，平衡全身的瑜伽练习将有助于使明显失衡的地方回归正常。另外，有时需要专门针对特定身体部位的瑜伽练习。倾听你的身体，和你的内在身体保持一致，身体某个特别紧绷或酸痛的部位会显现。当你注意到这一点时，你可能想练习几天专门针对这些部位的瑜伽序列体式，然后看看效果如何。

虽然这些序列体式是处理潜在问题部位的极好办法，但只能根据需要偶尔练习，不应替代基本序列。为了使身体恢复到理想的平衡和对称状态，定期的瑜伽练习应包括全身的训练。

序列6：髋部（45~60分钟）

该序列体式专注髋部训练，包括强化髋部和开髋的体式，有助于损伤恢复，尤其是如果诊断的问题与虚弱的臀肌或髋部有关。另外，该序列特别适合在感觉髋部紧张或疼痛时进行练习，或许是在繁重的训练之后。而且，该序列有益于久坐的人，比如，经常坐车或坐飞机的人群。本序列中的拜日序列可以使用拜日序列1或2。

体式	图示	说明
找到臀中肌（p.114）		• 复习如何定位和收缩臀中肌。如果觉得很难，多练习几次。如果觉得容易，则可以省去这一步，进入下一个体式
跪蛤式（p.118）		• 每侧重复10次
腿伸展桌面式（p.119）		• 收缩左侧髋部外侧（臀中肌），使髋部对齐，然后右腿向后伸展10次，可以上下移动6英寸（约15厘米） • 在另一侧重复该动作 • 双膝分开与髋同宽，放松落于地面，脚趾向下蜷曲，臀部抬起，然后进入下犬式（腿伸展）
下犬式（腿伸展）（p.120）		• 保持5次呼吸

<table>
<tr><td colspan="3">完成3~5次拜日序列1或2进行热身。在最后一次下犬式时，右脚前移进入弓步。
拜日序列1

拜日序列2</td></tr>
<tr><td>低位弓步式（p.133）</td><td></td><td>● 每侧保持5次呼吸
● 回到下犬式</td></tr>
<tr><td>下犬式（p.61）</td><td></td><td>● 保持3~5次呼吸</td></tr>
<tr><td>高位弓步式（p.133）</td><td></td><td>● 每侧保持5次呼吸</td></tr>
</table>

下犬式 （p.61）		• 保持3~5次呼吸
先在一侧完成接下来的两个体式，然后在另一侧重复。		
蜥蜴式 （p.136）		• 保持5次呼吸
扭转蜥蜴式 （p.137）		• 每侧保持 5~8次呼吸 • 回到下犬式
下犬式 （p.61）		• 保持3~5次呼吸
完成接下来的7个体式。		
高位弓步式 （p.133）		• 每侧保持5次呼吸 • 双手放在瑜伽垫上，前腿后撤，进入下犬式
下犬式 （p.61）		• 保持5次呼吸 • 左脚前移弯曲90度，右膝跪于地面上，在膝盖下面放一条折叠的毯子
跪姿股四头肌拉伸 （跪姿蛙式） （p.139）		• 保持10次呼吸。随着该体式变得容易，增加练习变式，每个保持5次呼吸 • 在另一侧重复该动作 • 将双手放在瑜伽垫上，抬起臀部，然后进入下犬式
下犬式 （p.61）		• 保持5次呼吸

高位弓步式（p.133）	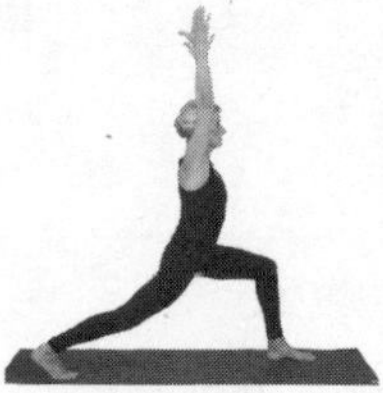	• 每侧保持10次呼吸 • 拉伸股四头肌之后，注意后腿的腹股沟前侧感觉是否更扩展 • 将双手放在瑜伽垫上，前腿后撤进入下犬式
下犬式（p.61）	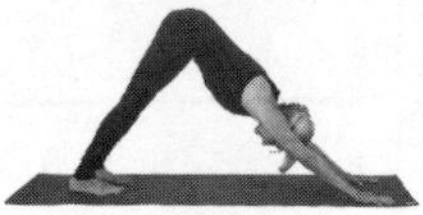	• 保持3~5次呼吸 • 双脚前移，进入平衡站立式（山式）
平衡站立式（山式）（p.36）	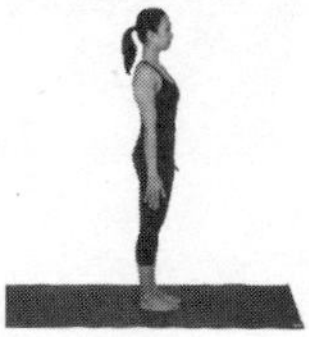	• 保持1~3次呼吸
先在身体右侧完成接下来的两个体式，然后在左侧重复，再进行站立埃及人式。		
侧伸展三角式（p.121）	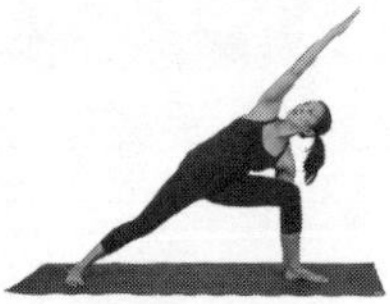	• 保持5次呼吸
束角侧伸展式（p.122）	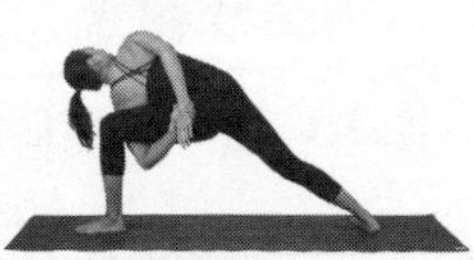	• 保持5次呼吸
平衡站立式（山式）（p.36）	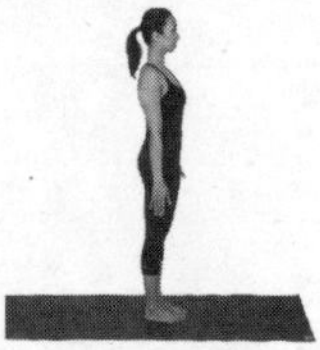	• 保持1次呼吸
站立埃及人式（p.124）	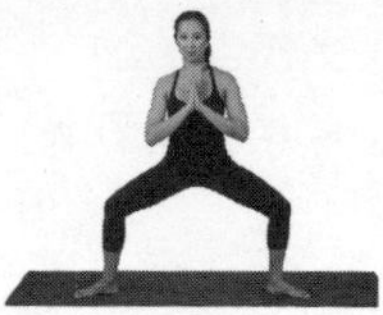	• 重复3组，每组5次呼吸，手臂姿势可以不同 • 双脚脚趾向内转动，伸直双腿 • 回到平衡站立式（山式）

续表

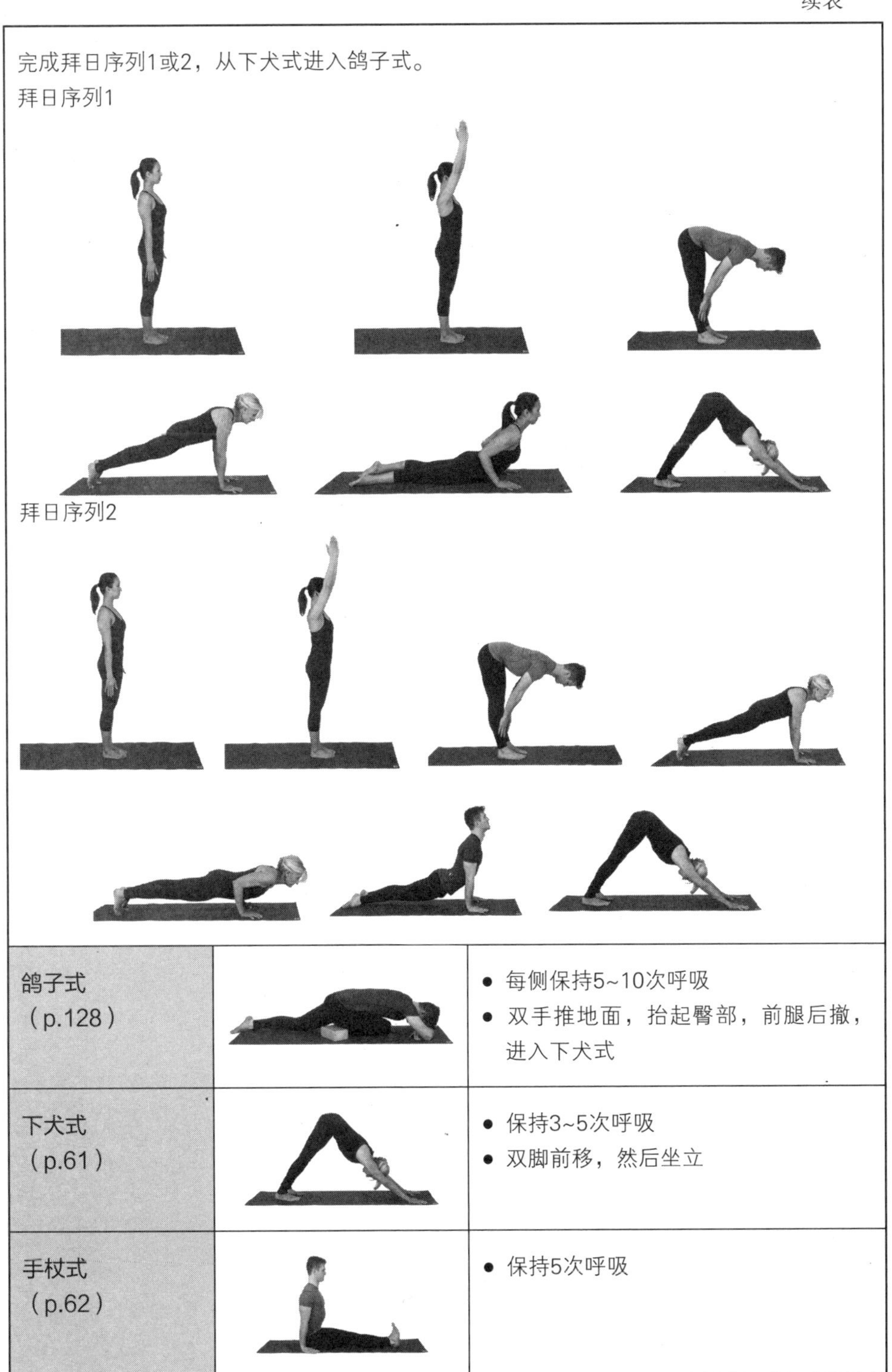

完成拜日序列1或2，从下犬式进入鸽子式。

拜日序列1

拜日序列2

体式	图示	说明
鸽子式（p.128）		• 每侧保持5~10次呼吸 • 双手推地面，抬起臀部，前腿后撤，进入下犬式
下犬式（p.61）		• 保持3~5次呼吸 • 双脚前移，然后坐立
手杖式（p.62）		• 保持5次呼吸

续表

双鸽式（p.129）		• 每侧保持5次呼吸
束角式（p.131）		• 保持10次呼吸 • 双膝靠拢，伸直双腿，然后回到手杖式。仰卧于瑜伽垫上
内旋肌拉伸（p.132）		• 每侧保持5～10次呼吸
大腿靠胸式（双腿锁腿式）（p.64）		• 左右两侧轻轻滚动髋部，同时进行5次呼吸
挺尸式（p.69）		• 该体式保持5分钟

序列7：腘绳肌（45～60分钟）

无论是因为跑步还是生活方式的原因，腘绳肌时不时需要一些额外的关注。注意身体向你发出的信号，当腘绳肌感觉特别紧绷的时候，练习该序列几天，然后观察变化。该序列关注腘绳肌的拉伸，但是也起强健作用。该系列体式有助于腘绳肌的损伤修复，但是注意不要过度拉伸。对于热身，可以选择拜日序列1或2。

完成3～5次拜日序列1或2进行热身。从最后一个下犬式，右脚移至右手处。

拜日序列1

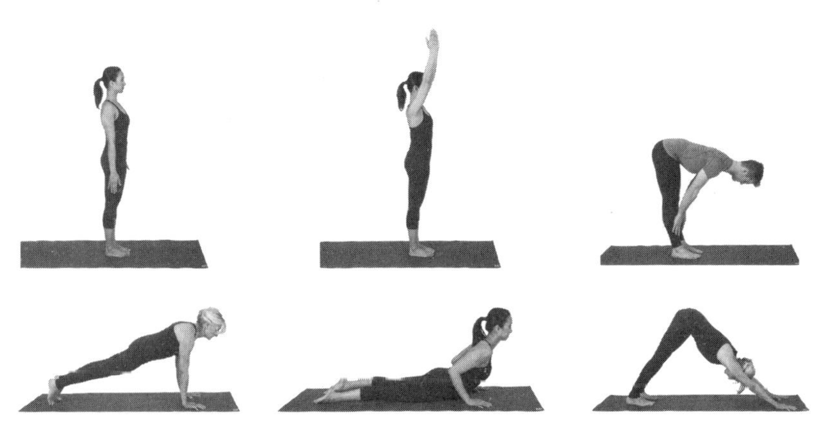

拜日序列2

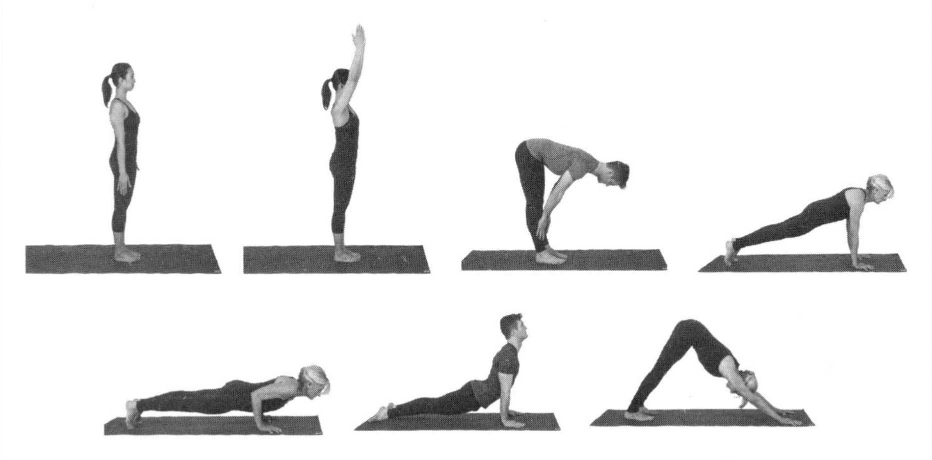

腘绳肌离心拉伸（p.99）		• 每侧保持10次呼吸
腘绳肌卷曲（p.100）		• 腿向后蜷曲10次，保持整个腘绳肌收缩 • 换另一侧重复 • 选择：完成3组（每组10次）

在身体的一侧先完成接下来的3个体式后，回到下犬式，然后在另一侧重复这3个体式。		
直腿弓步式（加强侧伸展式）（p.103）		• 保持后脚着地，髋部保持对齐，在一个稳定平面上 • 保持5次呼吸 • 后腿弯曲，把膝盖放松至瑜伽垫上。确定前腿弯曲呈90度
跪弓步式（p.133）		• 保持5次呼吸 • 左腿向左移动，使左脚与右膝对齐
门闩式（p.106）		• 保持5次呼吸
下犬式（p.61）		• 保持5次呼吸 • 双脚前移
完成下面两个体式，在另一侧重复。		
平衡站立式（山式）（p.36）		• 保持1～3次呼吸
弓步扭转式（p.135）		• 每侧保持5次呼吸
战士三式（p.125）		• 每侧保持5次呼吸
平衡站立式（山式）（p.36）		• 保持1次呼吸

完成下面体式。		
三角式（p.102）	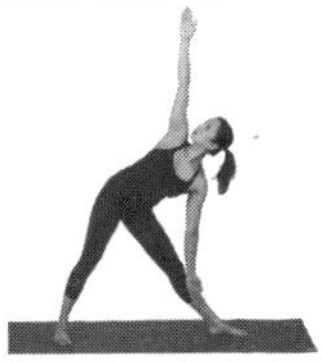	• 每侧保持5次呼吸
平衡站立式（山式）（p.36）	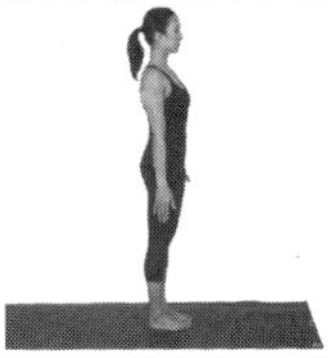	• 保持1次呼吸
站立阔腿前屈式（双角式）（p.105）	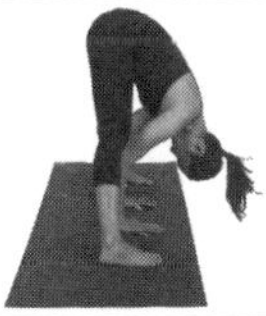	• 保持5~10次呼吸
平衡站立式（山式）（p.36）	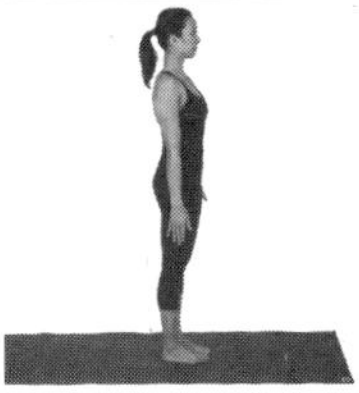	• 保持1次呼吸 • 深蹲，然后坐立
拜日序列1 先从拜日序列1的4个提升开始。然后从平板式缓慢向地面下落身体，俯卧。 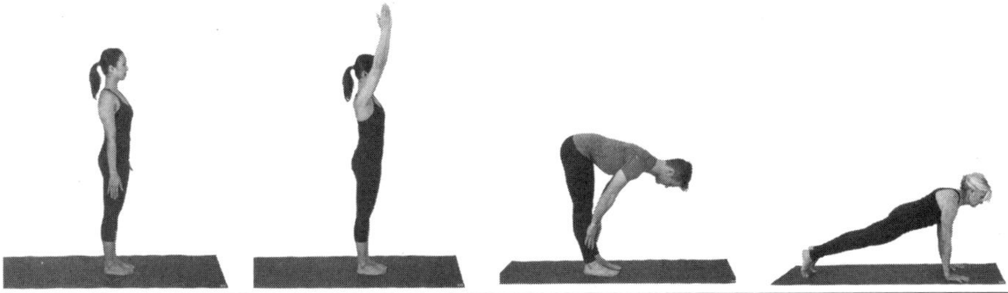		
半蛙式（p.47）	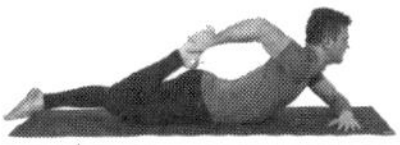	• 保持8~10次呼吸，然后在另一侧重复
蝗虫式（p.68）	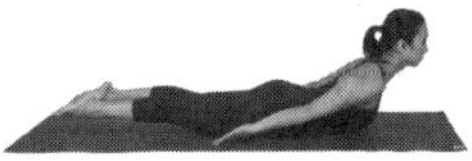	• 如果双腿抬起，保持5次呼吸。如果一次抬起一条腿，每侧保持5次呼吸。专注保持腘绳肌的收缩 • 重复3组 • 双手和双膝着地，脚趾向下蜷曲，进入下犬式 • 选择：进入婴儿式

下犬式（p.61）	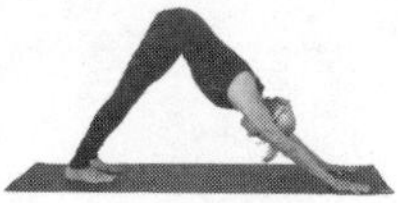	• 保持5~10次呼吸 • 双脚前移，深蹲，然后坐立
手杖式（p.62）	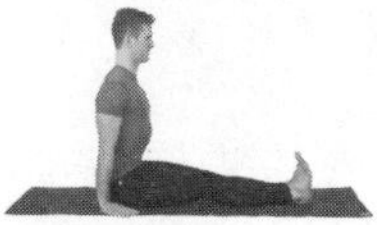	• 保持5次呼吸
坐立前屈式（背部前屈伸展坐式）（p.107）	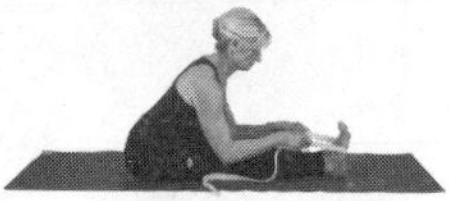	• 保持5~10次呼吸
坐立阔腿前屈式（束角坐式）（p.108）	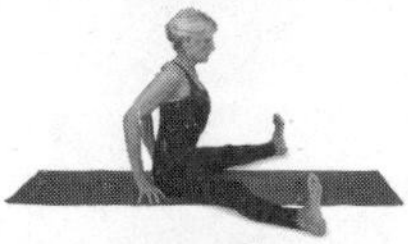 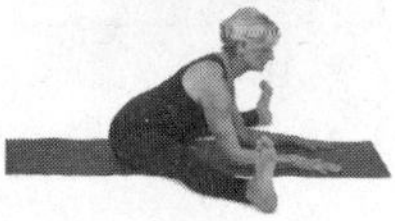	• 保持5次呼吸 • 双腿靠拢，仰卧
仰卧腘绳肌拉伸（仰卧上升腿）（p.109）	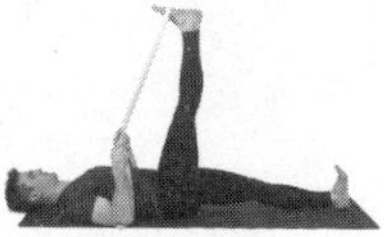 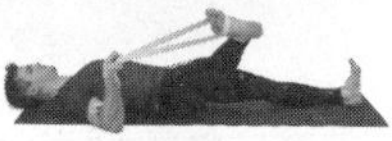 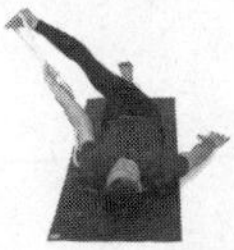	• 每侧保持5次呼吸
桥式（p.91）	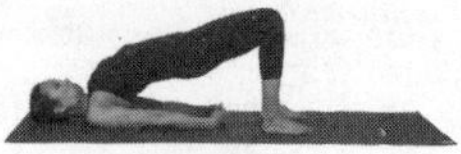	• 保持5次呼吸 • 重复2~4次
大腿靠胸式（双腿锁腿式）（p.64）	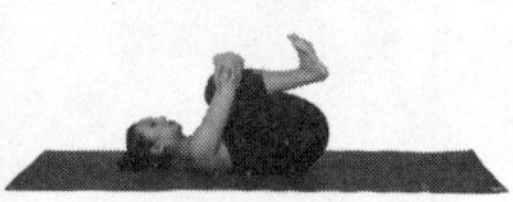	• 保持5次呼吸 • 左右轻轻滚动臀部
挺尸式（p.69）	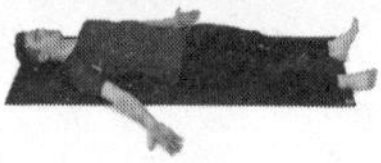	• 该体式保持5分钟

序列8：背部（45~60分钟）

该序列专注脊柱的锻炼，包括拉伸、强化和增加后背活力的扭动。当感觉腰背疼痛或比平常僵硬时，适合练习该序列。注意，该序列体式不是流动式的，根据指示做好每个体式，然后再进入下一个。除了这些体式，增强腹肌也有利于背部，所以可以定期练习序列4和序列5。

猫狗伸展式 （p.59）		• 从脊柱中立开始。猫式和狗式交替进行5次完整呼吸 • 脊柱回到中立位置 • 臀部向后坐向脚后跟，进入婴儿式
婴儿式 （p.60）		• 保持5次深呼吸。感受下腰背随着吸气而扩张 • 拱起后背
卷腹 I （p.81）		• 10次为1组。停下来进行3个深呼吸。共完成5组 • 双脚抬离地面，双腿弯曲，双脚打开与髋同宽。进行5次腹式呼吸（见第3章的描述），使腹部扩张，然后随着呼气收缩
卷腹 II （p.82）		• 10次为1组。停下来进行3次深呼吸。共完成5组 • 同卷腹I，使手肘伸向另一侧的膝盖 • 在另一侧重复

续表

半下犬式（p.58）		• 保持10次呼吸
婴儿式（p.60）		• 保持5次深呼吸，吸气时感受下腰背的扩张 • 脚趾向下蜷曲，抬起臀部，进入下犬式
下犬式（p.61）		• 保持5~10次呼吸 • 双膝和上半身放松至地面，俯卧
开胸式（蝗虫式的变式）（p.66）		• 保持5次呼吸。放松2次呼吸 • 重复3次
眼镜蛇式（p.67）		• 保持5次呼吸。放松2次呼吸 • 重复3次
蝗虫式（p.68）		• 保持5次呼吸。放松2次呼吸 • 重复3次 • 双手和双膝着地，抬起臀部，进入婴儿式
婴儿式（p.60）		• 保持5次呼吸 • 双手推垫子前侧，脚趾向下蜷曲，臀部上提，进入下犬式
下犬式（p.61）		• 保持5~10次呼吸 • 双脚向双手处移动，进入深蹲，然后坐立
手杖式（p.62）		• 保持5次呼吸
简单坐立扭动式（p.63）		• 每侧保持5~10次呼吸 • 回到手杖式，然后仰卧

大腿靠胸式（双腿锁腿式）（p.64）	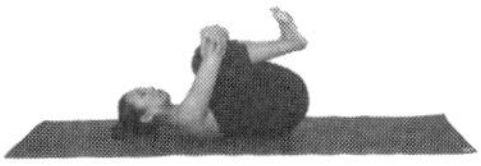	• 保持5次呼吸 • 臀部左右缓慢滚动
仰卧脊柱扭动式（鳄鱼扭转式）（p.65）	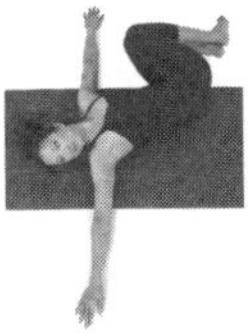	• 每侧保持5次呼吸
腿向上靠墙式（倒箭式）（p.151）	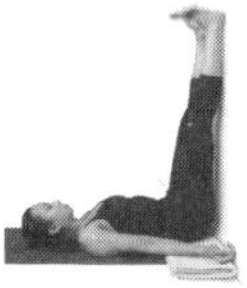	• 臀部下侧放一个长枕或折叠的毯子 • 保持5~10分钟
挺尸式（p.69）	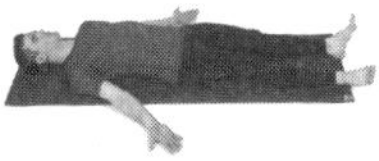	• 在双膝下面放一个长枕或两个等高的折叠毯子 • 该体式保持5分钟

序列9：膝盖（30~40分钟）

该序列专注于平衡股四头肌的力量和柔韧性。如果你有膝盖问题，应定期进行该序列训练，但注意最终应把该序列并入到整体的瑜伽练习中。

泡沫轴滚动按摩股四头肌和髂胫束（p.48）	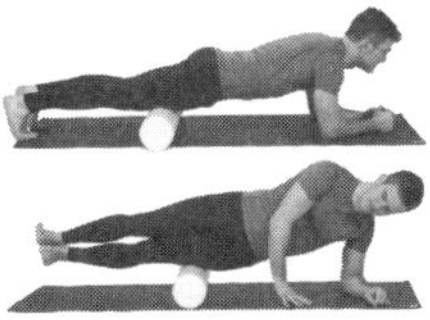	• 沿着股四头肌和大腿外侧滚动泡沫轴10次 • 开始练习时或许会非常疼痛，所以用可以忍受的姿势 • 然后进入你可以忍受的下一程度
脚底按摩（p.37）	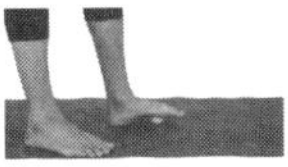	• 静止踩压球，保持5~10次呼吸 • 球在脚底从脚趾每个关节到脚后跟滚动

英雄式（雷电坐）（p.39）	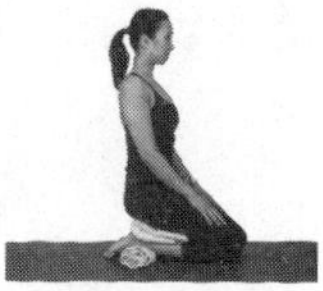	• 开始练习时保持5次呼吸，然后增加至数分钟。可以进行体式一会后拉伸双腿、脚踝和双脚，然后再回到体式 • 使用合适的道具以便练习时不会产生任何疼痛。逐渐增加练习时间，并在合适的时候去掉道具
靠墙深蹲（靠墙幻椅式）（p.46）	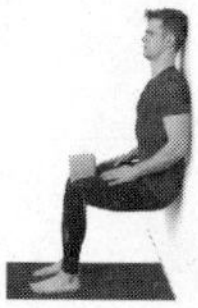	• 开始练习时保持1分钟，然后增加至3分钟 • 双膝必须位于脚踝正上方，双肩平行，脚趾朝前
半蛙式（p.47）	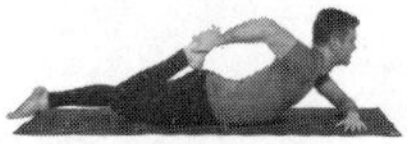	• 每侧保持10次呼吸
平衡站立式（山式）（p.36）	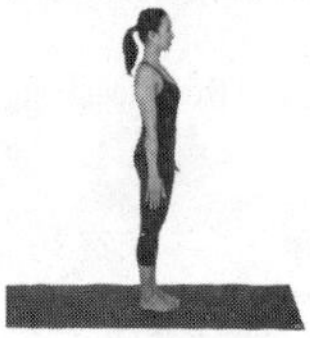	• 保持3次呼吸。专注股四头肌内侧的收缩
站立前屈式（加强脊柱前屈伸展式）（p.101）	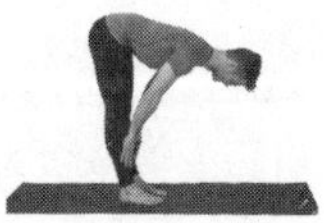	• 双脚分开与髋同宽，以髋部为轴向前屈，保持股四头肌的收缩 • 保持5次呼吸 • 双手掌推地面，双脚后撤，进入下犬式
下犬式（p.61）	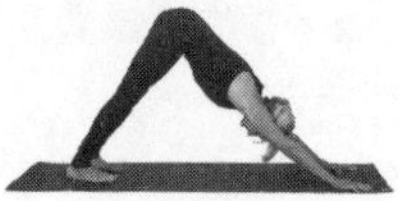	• 保持5~10次呼吸 • 平衡站立时收缩股四头肌 • 左脚前移进入高位弓步式
高位弓步式（p.133）	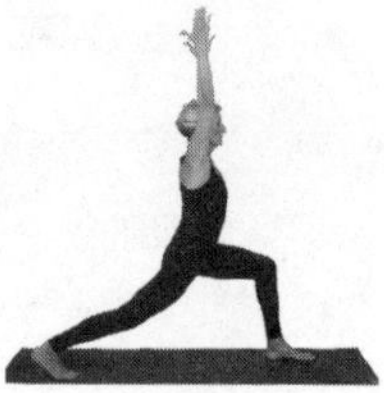	• 前腿的姿势应和靠墙深蹲时一样 • 保持10次呼吸，双手放于瑜伽垫上，前腿后撤，进入下犬式。在另一侧重复该动作

续表

<table>
<tr><td>下犬式
（p.61）</td><td></td><td>● 保持5次呼吸
● 双脚前移</td></tr>
<tr><td>平衡站立式（山式）
（p.36）</td><td></td><td>● 保持1次呼吸</td></tr>
<tr><td colspan="3">身体右侧先完成接下来的两个体式，然后在左侧重复。</td></tr>
<tr><td>战士二式
（p.123）</td><td></td><td>● 保持10次呼吸</td></tr>
<tr><td>侧伸展三角式
（p.121）</td><td></td><td>● 保持5次呼吸
● 双脚推地面起身，以双脚为轴旋转到另一侧</td></tr>
<tr><td>平衡站立式（山式）
（p.36）</td><td></td><td>● 保持1次呼吸
● 深蹲，然后坐下，仰卧</td></tr>
<tr><td colspan="3">完成下面4个体式。</td></tr>
<tr><td>腘绳肌离心拉伸
（p.99）</td><td></td><td>● 每侧保持10次呼吸</td></tr>
<tr><td>桥式
（p.91）</td><td></td><td>● 保持10次呼吸</td></tr>
<tr><td>大腿靠胸式（双腿锁腿式）
（p.64）</td><td></td><td>● 保持5次呼吸
● 臀部左右缓慢滚动</td></tr>
<tr><td>挺尸式
（p.69）</td><td></td><td>● 该体式保持2~3分钟</td></tr>
</table>

序列10：上半身（30~40分钟）

该序列锻炼上半身，包括颈部和肩部，在因紧张和紧绷而出现疼痛时可以进行练习，以缓解上半身的压力和扭伤。除了拉伸紧绷的部位，必须强健支撑上半身的肌肉以减少因过度使用而出现的慢性劳损。该系列体式包括上半身的强健和拉伸训练。可以在需要的时候进行该序列，但也应该把该序列并入到整体的瑜伽练习中。

体式	图示	要点
平衡站立式（山式） （p.36）		• 上臂骨后旋，肩胛骨下沉，胸骨上提 • 保持5次呼吸
鹰式手臂 （p.94）		• 每侧保持5次呼吸 • 备注：该体式也可以站立练习
平衡站立式，双臂举过头顶（简易树式） （p.56）		• 保持5次呼吸。在举起手臂时，肩胛骨保持下沉
站立侧展式（风吹树式） （p.57）		• 保持5次呼吸 • 在另一侧重复
站立前屈式（加强脊柱前屈伸展式） （p.101）		• 保持5次呼吸 • 弯曲双腿，双手放在瑜伽垫上，双手分开与双肩同宽。双手按压地面，肩胛骨在后背下沉，然后双脚后退进入下犬式
下犬式 （p.61）		• 保持5次呼吸 • 颈背至手臂的上端应放松

续表

婴儿式（p.60）	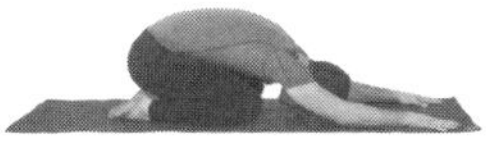	• 保持5次呼吸 • 延伸双臂，把双手放在垫子的前端，分开与双肩同宽。双手推地，抬起臀部，蜷曲脚趾
下犬式（p.61）	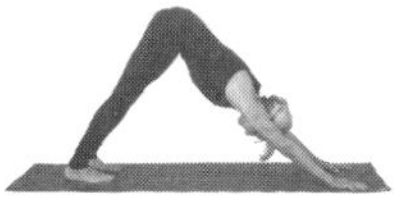	• 保持5次呼吸
海豚式（下犬式的变式）（p.86）	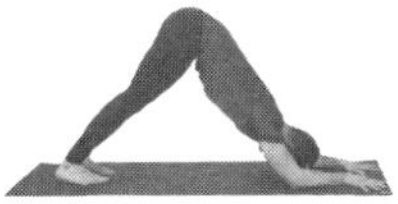	• 保持5~10次呼吸 • 双腿后撤，臀部下落
海豚平板式（p.87）	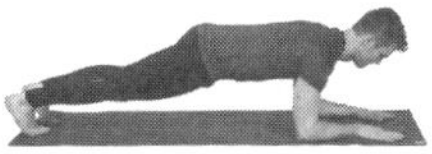	• 保持5次呼吸 • 双膝放松至地面
婴儿式（p.60）	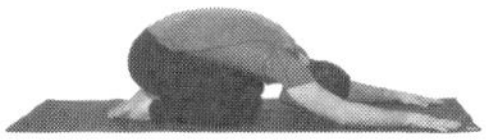	• 上半身放松，保持5次呼吸
随着练习这些体式变得容易，重复下犬式、海豚式和婴儿式3~5次。		
下犬式（p.61）	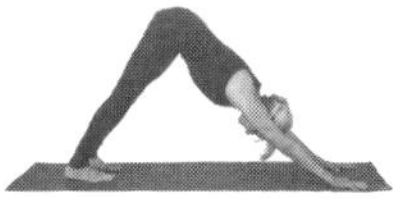	• 保持5次呼吸 • 双膝和躯干放松至地面
开胸式（蝗虫式的变式）（p.66）	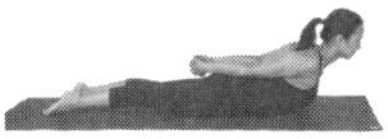	• 保持5次呼吸。放松2次呼吸 • 重复3次
眼镜蛇式（p.67）	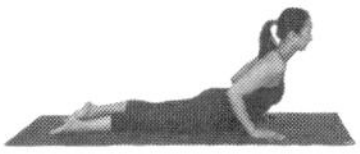	• 保持5次呼吸。放松2次呼吸 • 重复3次
上犬式（p.89）	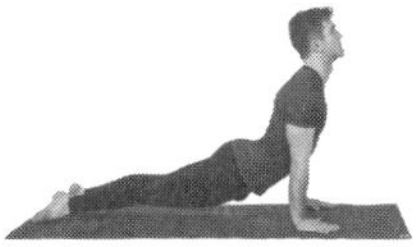	• 保持3~5次呼吸 • 专注肩胛骨的下沉和胸部扩展
婴儿式（p.60）	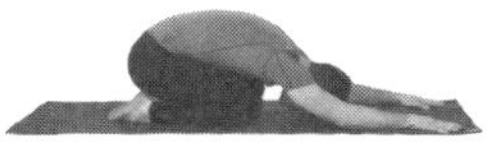	• 保持5次呼吸 • 伸展双臂至垫子的前端，脚趾向下蜷曲，抬起臀部

续表

下犬式（p.61）		• 保持5次呼吸 • 双脚前移，深蹲，然后坐立
手杖式（p.62）		• 保持5次呼吸
上平板式（后仰支架式）（p.88）		• 臀部落到瑜伽垫上，回到手杖式
手杖式（p.62）		• 保持1次呼吸。然后双腿交叉进入简单的盘坐或英雄式
牛面式（p.93）		• 保持5次呼吸 • 交换盘坐的双腿，在另一侧重复
耳触肩式（p.92）		• 盘腿坐立或英雄式坐立 • 每侧保持5~10次呼吸 • 如果盘腿坐立，一侧做完后，交换双腿，在另一侧重复
桥式（p.91）		• 保持10次呼吸 • 选择：可以用支撑的开胸式替代该体式
仰卧脊柱扭动式（鳄鱼扭转式）（p.65）		• 每侧保持5次呼吸 • 随着双腿移向一侧，另一侧的肩膀向地面按压
挺尸式（p.69）		• 该体式保持2~3分钟

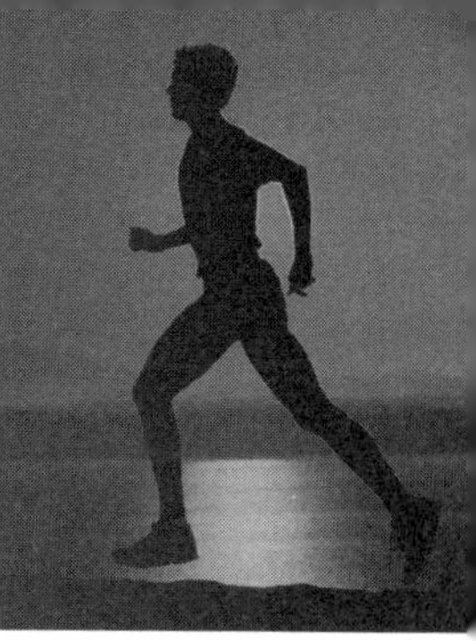

第12章

脱离瑜伽垫的瑜伽

在几次瑜伽课后，许多人说他们在日常生活中以及跑步时对身体的觉察意识提高了。颈部、双肩和下腰背的紧绷可能会在我们的身体里根深蒂固，你或许已经学会去适应这些不舒适感。定期的瑜伽练习，正确关注身体姿势的细节，可以缓解许多慢性问题。为了快速恢复，可以在日常生活中进行一些容易的训练和简单的暗示。如果你长时间坐着，无论是面对计算机还是开车，或者整天站着，这些训练都能有效地应对重复性劳损。

本章列出了一些可以在日常生活中进行的简单训练，以增加瑜伽练习的效果；我们主要把一些基本的瑜伽原理运用到脱离瑜伽垫的训练中。这些简单的训练可以对抗身体上的坏习惯，最终促使你养成好习惯。

这些脱离瑜伽垫的练习有助于在站立、坐立和跑步时形成良好的姿势。不仅让身体看起来、感觉起来会更好，而且会慢慢地减退一些慢性疼痛，还能增加定期练习瑜伽的效果。

瑜伽是一项身心训练，要求你进入临在状态，关注练习的时刻。瑜伽的理念也可以运用到日常生活中，减少你在处理一些任务时产生的厌烦，让你关注通常会忽视的周围事物。例如，如果把遛狗看成一件累人的工作，那么你可能会快速冲出门，希望赶紧完事，这样你就可以回去处理那些给你带来压力的事情。但是，遛狗可以成为一个享受时光的机会，和你最好的朋友一起，享受当地的景色和邻居花园里含苞待放的鲜花，和路人眼神接触并打招呼，或仅仅只是倾听你呼吸的声音。这件看似单调的事情带着正念去做会充满乐趣。

瑜伽最强大的方面不是你在瑜伽垫上取得怎样的成绩，而是给你的身体和心理方面，以及日常生活带来的变化。

效力最强大的瑜伽体式

除了睡觉，其余时间你不是坐着就是站立着，而且通常是长时间如此。在做这些动作时，你的身体会养成自己的习惯姿势，有些可能是对的，有些可能马马虎虎，而有时姿势可能不对。不管出现哪种姿势，因为你已经习惯了，所以觉得是正常的。

正如本书中一直所说的，定期练习瑜伽有助于身体恢复平衡和对称——拉伸紧绷的部位，增强虚弱的部位，恢复僵硬关节的活动范围。练习瑜伽的频率决定了身体改变发生的速度。另外，你可以每天进行一些简单且有效的训练，有助于加快效果的产生。有些训练只是帮助改变自己的坏习惯，另一些则是缓解过度使用且疲惫的肌肉的简单的训练。

最必不可少的练习也是最简单的，因为它可以带来强有力的身体变化：检视自己如何站立和坐立。

站姿和坐姿

在等电梯时，在商店排队时，在等路灯过马路时，你是如何站着的？你是一条腿站直用力且臀部倾向一侧？头下垂？耸肩和拱背？双脚指向外侧？你是一直以相同的姿势站立，还是从一个模式切换到另一个模式站立？同样地，当你坐着时，你的习惯是怎样的？面对计算机、餐桌坐立，或坐在沙发上的习惯是怎样的？你是懒洋洋地靠在座位后背上？上背部拱起？双肩朝耳部耸起？头向前倾斜？花点时间检查一下你的习惯姿势，在一天中隔一段时间就进行一次，多进行几次。

平衡站立式（山式）和手杖式是最强效的瑜伽体式当中的两个。当你以这种方式站立和坐立时，负重的关节是对齐的。如站立时，头部位于双肩正上方，双肩位于臀部正上方，臀部位于双膝正上方，双膝位于两脚踝正上方。脊柱呈自然状态，因此下腰背上的重力位于中立位置。这是能够每日进行的最基本且最必不可少的姿势训练。

毫无疑问，随着瑜伽练习，你将越来越意识到自己的有害的姿势习惯。随着肌肉的力量和柔韧性之间取得平衡，身体自然将发生改变。为了加快这个过程，获得立竿见影的效果，可以对你的站姿、坐姿和跑步姿势做出简单的调整。这些脱离瑜伽垫练习的体式是体现瑜伽的神奇和效力强大的一方面。

正确的姿势是轻松且有效地进行跑步的关键。我们当中的大部分人（如果不这样说，就是所有人）把长久以来的姿势习惯带入跑步中。例如，如果你的双肩整天都是紧绷和耸起的状态，那么当你跑步时双肩也会如此。此外，肌肉失衡的影响由于跑步负重而加剧。所以，定期的瑜伽练习将有助于改变你由来已久的姿势习惯问题，从而增大跑步的步幅。

以下是对基础瑜伽体式进行改动后的体式，可以不在瑜伽垫上练习。长期坚持练习会改变身体长久形成的有害的姿势习惯。结合瑜伽的深呼吸，你的身体会充满活力，你能心神平静、能量满满地准备迎接挑战。

平衡站立式（山式）

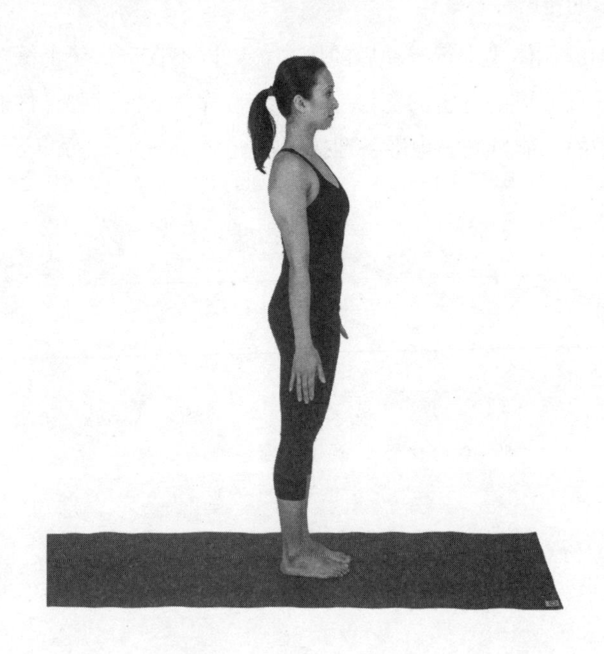

动作说明

1. 该体式的详细说明参见第5章。
2. 无论何时站立，提醒自己保持该姿势。无论你穿什么鞋都可以进行练习。如果你穿着高跟鞋，注意重心变换的影响。

关键点

- **双脚接触瑜伽垫。**双脚分开与髋同宽，脚趾朝前。脚趾根和后脚跟均匀用力踩压地面
- **拉长脊柱。**延长脊柱，同时腹部内收并上提
- **拉长颈部。**从头顶往上延伸，头部保持在与双肩垂直的上方
- **扩展胸部。**上臂骨后旋，后背肩胛骨下沉，扩展胸部

座椅手杖式

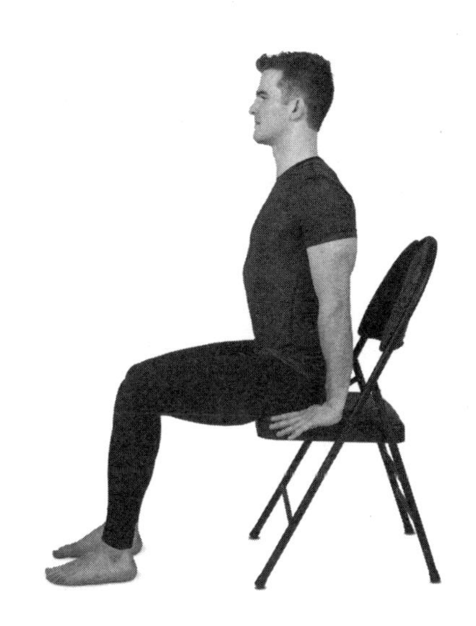

动作说明

1. 手杖式的详细说明参见第6章。除了双腿弯曲呈90度之外，坐在椅子上的姿势和手杖式是一样的。
2. 坐在椅子的前端，这样后背没有支撑。双腿弯曲呈90度，双膝分别位于两脚踝正上方，脚趾朝向前方。

关键点

- **坐笔直。**不要倚靠在椅背上。坐在椅子的前端，使用核心部位肌肉支撑躯干
- **双脚踩地。**感觉两侧坐骨受力均匀
- **保持双腿对齐。**双腿弯曲呈90度，双膝位于两脚踝正上方。双脚和双膝分开与髋同宽，脚趾指向前方
- **腹部保持内收。**肚脐和肋骨前侧内收以支撑后背
- **扩展胸部。**上臂骨后旋，肩胛骨下沉，胸骨上提
- **端坐延长。**延长身体前侧、后侧和两侧，保持头部直立

使用计算机

如果你长时间面对计算机，即使不使用瑜伽垫，一些简单的体式也可以产生奇妙的作用，缓解重复性劳损的疼痛和不适感。一整天中可以经常练习。只需花片刻时间，将很快就有收获。

每个体式，记得进行5次深深的腹式呼吸。

脊柱

这些简单的瑜伽体式的变式有助于恢复脊柱活力，并且非常简单，实际上可以在任何时间、任何地点进行。通过这些简单的系列练习，脊柱将得到拉伸，缓解下背部的压力，增加脊柱的血液循环。一个简单的脊柱扭转就可以给予后背肌肉和椎间盘血液供应，同时给你提供能量；一个简单的前屈有助于缓解背部和肩部的紧绷，缓解身体和心理的压力。

桌面下犬式

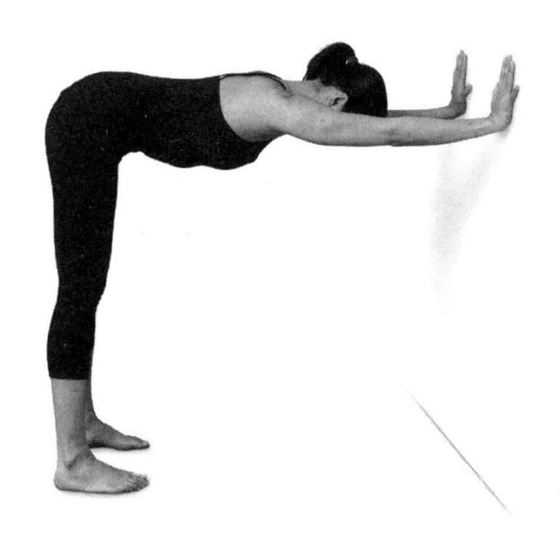

动作说明

1. 下犬式的详细说明参见第6章。
2. 该变式是将双手放在桌面（或墙面）上。

关键点

- 双手牢牢地放在桌面或墙面上，双手分开与肩同宽；双脚后移直到双臂和上半身与地面平行
- 后背的肩胛骨用力下推。头部与脊柱在一条直线上
- 双脚分开与髋同宽，稳固且均匀地踩在瑜伽垫上，脚趾朝向前方
- 臀部位于双膝正上方，保持双腿伸直，股四头肌收缩。你会感受到腘绳肌和脊柱的拉伸

座椅扭转式

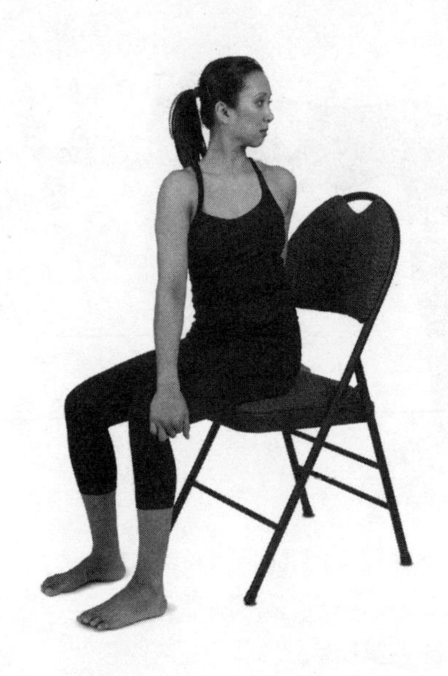

动作说明

1. 从座椅手杖式开始。
2. 将左手放在椅子的靠背或扶手上，右手放在左大腿的外侧。
3. 保持脊柱挺直，然后向左扭动。
4. 保持姿势，然后转正身体。在另一侧重复该动作。

关键点

- 当你扭动时，确保脊柱挺直而不是倾斜。肚脐内收且收缩躯干的两侧以加强扭动
- 保持头部与肩部平齐；不要让头部下垂或倾斜
- 双脚保持均匀用力按压地面

座椅前屈式

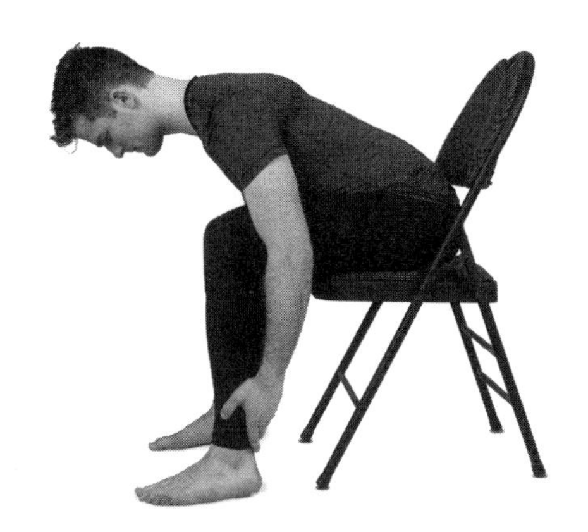

动作说明

1. 从座椅手杖式开始。
2. 延伸脊柱，然后前屈。胸部落靠在大腿上。
3. 双手顺着胫骨下滑，握住脚踝，或者让双手放在地面上。
4. 胸骨保持向前延展。

关键点

- 后背不要拱起。另外，延长躯干两侧，胸骨向前扩展
- 让头部下沉，但是确保颈部的前侧或后侧没有拉力

颈部和肩部

许多人存在慢性颈部疼痛和肩膀紧绷的问题，有些简便的拉伸训练体式可以带来即刻的缓解。这些训练能缓解颈部和肩部的紧绷，帮助应对耸肩所产生的影响，扩展胸部。此外，在肩关节的活动范围内活动肩关节以降低其僵硬感。该部分内容中所有的训练体式可以站着或坐着进行练习。

简单的胸部扩展

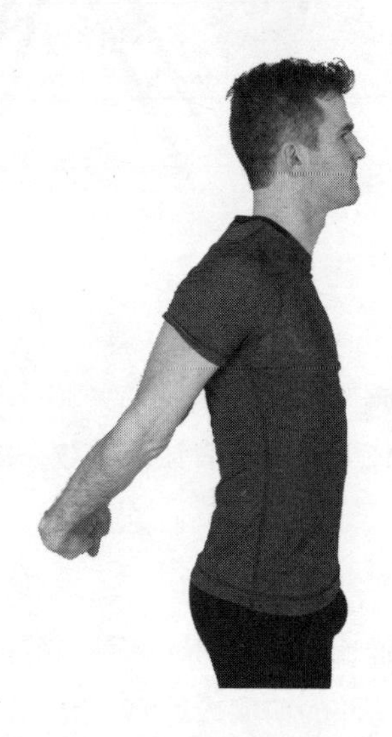

动作说明

1. 这个简单的拉伸运动可以在站立或坐立状态下进行。
2. 手指在后背相扣。臂骨后旋，肩胛骨下沉。不要把两个肩胛骨夹在一起，而是让它们下压上背部。
3. 胸骨上提，扩展锁骨。随着双臂伸展，双手远离身体，将双手朝地面下压。
4. 肋骨前侧内收以收紧核心部位。

关键点

- 肩胛骨用力推向身体以充分扩展胸部
- 深呼吸以进一步扩展胸部

牛面式

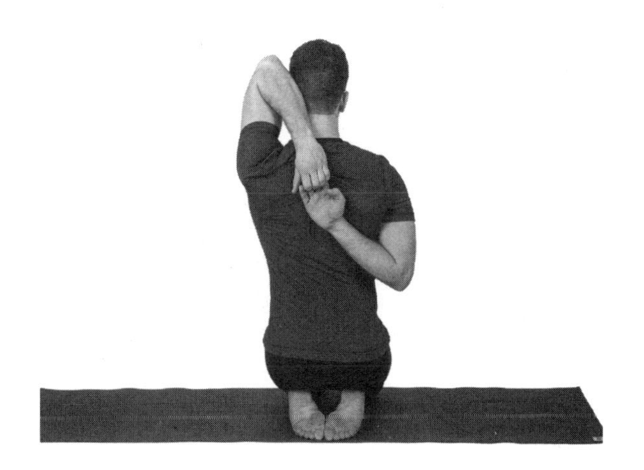

动作说明

1. 该体式的详细说明参见第7章。
2. 该体式可以站立或坐立进行。
3. 一天中进行几次以提高肩关节的活动范围，释放上背部和肩部的紧张。

关键点

- 肩胛骨下沉
- 为了进一步拉伸，双手相互用力拉

耳触肩式

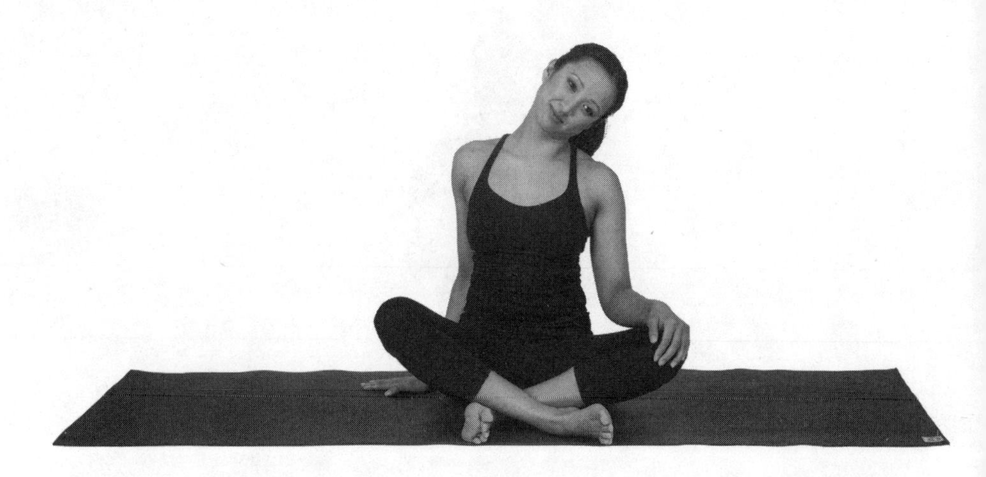

动作说明

1. 该体式的详细描述参见第7章。
2. 该体式可以坐在椅子上进行。

关键点

- 保持脊柱挺直。确保头部端正与脊柱呈一条直线，而不是向侧边倾斜
- 保持双肩下沉。肩胛骨下沉，让头部的重力帮助产生拉伸感

髋部

正如第9章中所详细讲解的，髋关节因长时间的站立或坐立而被固定在一个姿势中，变得紧绷、不灵活。这个简单的训练计划可以在任何地方进行，促进血流进入髋关节，减少紧绷，给这个重要的部位提供活力和稳定性。

座椅髋部拉伸

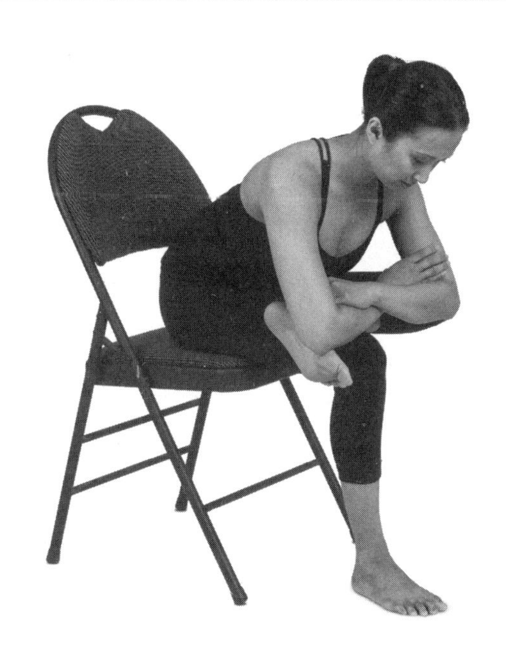

动作说明

1. 如果站立着进行该训练，参见膝触脚踝平衡式（见第9章）。
2. 如果坐立着进行该训练，从座椅手杖式开始。将左脚踝放在右膝上，屈曲左脚，大腿积极地向地面按压，两侧坐骨均匀受力。为了进一步拉伸，前屈使胸部落靠在左腿上。
3. 在另一侧重复该动作。

关键点

- 放松弯曲腿的髋关节周围的肌肉，让大腿朝地面下沉。不要按压弯曲的腿的膝盖
- 放松双肩

手腕

长时间使用计算机易导致手腕和前臂紧绷，增加了患腕管综合征的风险。一些简单的动作，例如握紧拳头、左右转动手腕、拉伸和活动手指与手腕可以促进手和手腕的血液循环。这个桌面伸展动作比较剧烈，但是应对因过度使用计算机产生的负面作用非常有效。

桌面手腕伸展

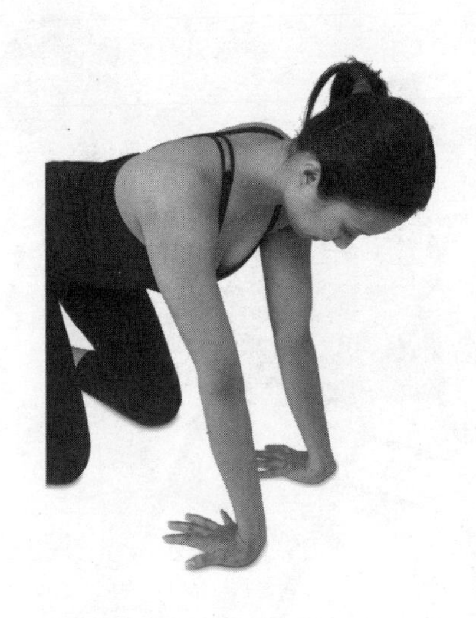

动作说明

1. 站在桌子前。这个拉伸训练也可以像如图所展示的那样在地面上进行。
2. 双臂和双手朝外旋转使手指指向自己，然后将双手放在桌面上。
3. 双手分别位于手臂下方，试着将手掌下压贴靠在桌面，手指展开、伸直。
4. 前倾，用力按压手掌和手指。
5. 略微弯曲手肘。
6. 一天练习几次。

关键点

- 确保手掌和手指伸展开并均匀用力按压地面
- 手肘将略微弯曲，但是作用强烈。重复进行多次，进一步弯曲手肘，不舒适感会逐渐减少

眼睛

长时间坐在计算机前盯着计算机屏幕看会导致眼睛疲劳和头疼。眼部的肌肉也应该得到锻炼以保持眼睛健康。下面这个简单的训练可锻炼眼部肌肉，缓解眼睛的酸痛和疲劳；同时，给眼睛提供能量。

缓解眼疲劳

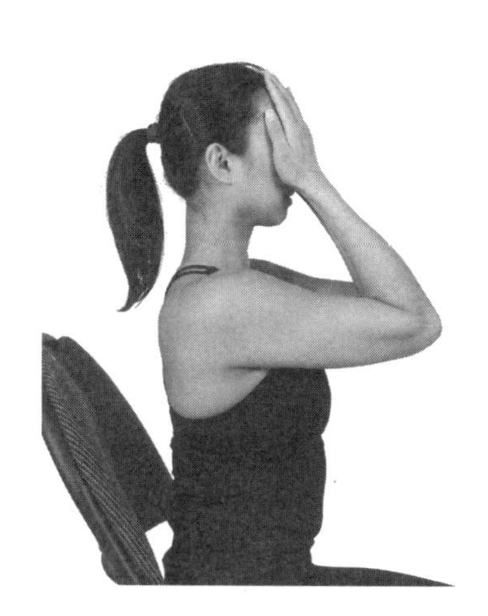

动作说明

1. 以座椅手杖式坐立。
2. 眼睛远离计算机屏幕，注视至少20英尺（约6米）远的一个地方。保持眼睛注视远处至少10秒。
3. 将目光拉到目距的中间点，保持注视10秒。
4. 然后让眼睛看着你的鼻尖，保持10秒。
5. 如果你的眼睛感到疼痛、发痒或干涩，眨几次眼睛以滋润双眼。
6. 重复几次该三点注视的训练。
7. 完成之后，摩擦双手产生热量，将温暖的手掌贴放在闭着的眼睛上，通过热量来放松双眼。在进行这一步时深呼吸。

关键点

- 当目光移动时，缓慢移动双眼
- 前额放松，保持目光柔和
- 尤其是当你长时间面对计算机时，一天可以多进行几次

补充能量和减压

深深的腹式呼吸是给身体补充能量的一种简便的方法，而且可以在任何时间使用。当你感觉疲惫或昏昏欲睡时，当你生气时，当你感到不知所措或焦虑时，或当你感觉有压力时，进行几次深呼吸。只要5次深呼吸就可以迅速提高能力并使身心冷静下来，因为深呼吸增加了身体里的氧气，给每个细胞都补充了能量。

深呼吸

说明

1. 喉式呼吸和腹式呼吸的详细说明参见第3章。
2. 可以在任何时间进行深呼吸，即使是坐在计算机前。呼气时，完全排出肺部的气体，吸气时使肺部最大限度地吸进空气。
3. 试着在跑步前花点时间进行该呼吸训练。这不仅有助于调节跑步时的呼吸节奏，而且能使大脑清晰、更加专注，并有利于身心合一。

关键点

- 用鼻子吸气和呼气
- 专注于肺部每次吸气充满空气和呼气排空空气的感觉
- 呼吸时，留心呼吸的声音和感觉，以避免分心走神

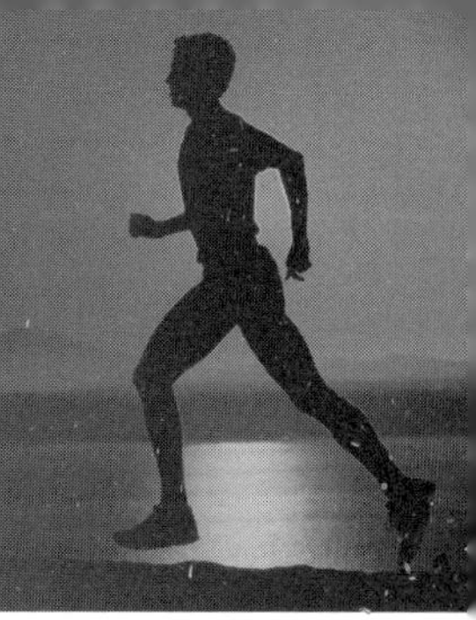

第 13 章

瑜伽与受伤

现在你应该相信瑜伽是消除跑步负面影响的最佳方式。定期的瑜伽练习将有助于你坚持长期跑步，最重要的是，能使你成为一个更健康的跑者。通过练习瑜伽，你将对自己的身体更有觉察和了解：你的力量、弱点、身体的不平衡和姿势习惯。随着练习的深入，你身体的姿势习惯将显露出来。就像拼图游戏一样，一块是一个信息，你会对整个身体有一个更好的了解。学会倾听身体向你发出的微妙的信息，如何对待这些信息完全由你自己决定。

许多跑者坚持写跑步日志，一丝不苟地记录他们每周的跑步计划。根据训练计划，休息日可能是没有跑步训练的，身体恢复日可能包括一次短程跑步。然而，跑者很少将瑜伽练习列入并记录在他们的计划之中。而且，大部分跑者不喜欢在恢复阶段练习瑜伽，甚至没有考虑过瑜伽练习。很多情况是因为时间问题，瑜伽不在计划之列。

在你的生活中留些时间练习瑜伽吧。把瑜伽列入你的训练日志中，将瑜伽加入你的训练计划中。当写下瑜伽练习这个计划时，这就成为一个承诺，也就不太可能把该计划搁置一边。把瑜伽练习当作使你从耗尽体力的跑步中恢复的机会。不要害怕将瑜伽加入你的训练中。许多跑者发现他们减少了跑步里程，增加了瑜伽练习的时间，但是他们在比赛中的成绩并不差，甚至变得更好。这是因为身体保持着跑步的能力，但是体能没有因为过度的跑步训练而过度消耗。

虽然一天不跑步可以使你的身体得到休息，但是瑜伽练习不仅可以放松身体，同时能给身心注入活力，恢复身心。因为瑜伽是使身体积极恢复的最佳方式，让瑜伽成为你跑步的“终身伴侣”，它将使你能足够能量长久地坚持跑步运动。

玛丽亚的故事

在我认识到我的身体需要瑜伽练习之前，我已经完成了7次马拉松赛跑和几次半程马拉松赛跑。后来我接触到瑜伽，从一周一节瑜伽课开始练习。每次课后我感觉棒极了，希望拥有更多的这种感觉。很快我意识到一周一次是不够的。我逐渐增加练习至每周3次，并发现这与我的跑步是一个极好的平衡。

瑜伽使我更加关注我的身体并积极回应跑步导致的疼痛和不适；而不是忽视它们，带着不舒适或疼痛继续跑步训练，这通常会导致受伤。在这点上，瑜伽帮助了我很多。瑜伽帮助我对跑步更加有耐心，使我接受如今作为一个全新的跑者的自己。目前，我对跑步的态度非常平和，持续感受到跑步的自由、活力和力量。只要倾听我的身体，我可以继续无疼痛地跑步并保持健康。

良性疼痛与恶性疼痛

虽然瑜伽确实可以减少受伤的风险，但是瑜伽不是万能药，不是跑步损伤不再出现的保证。最近瑜伽广受人们的关注和喜爱，关于瑜伽损伤的文章也有很多。瑜伽是一项身体训练，其本身存在危险因素。因此你可能会想：我练习瑜伽是为了获得瑜伽的理疗效果，减少受伤的风险。现在我又要面临另外一种风险吗？不要担心，因为瑜伽的好处远远大于其危险，只要对细节保持正确的关注并有意识地进行练习，风险可以降低。重要的是，提高觉察意识，在练习时保持身心处于当下，同时保持良好的注意力，瑜伽会给予你所需要的，而不会有伤害。

从表面上看，瑜伽似乎是比较温和的训练，因为身体移动很少。然而，正确的姿势和排列是确保关节、韧带和肌腱安全所必需的。练习瑜伽需要有恭敬的心态，许多体式需要移动身体并保持动作，你可能对这些完全陌生，尤其是当你习惯剧烈的体育运动的时候。

恭敬的心态需要运用在相对简单的体式中，更不用说通常在媒体上看见的那些将身体弄成像椒盐卷饼样的体式了。当你的身体僵硬时，进入基本的弓步式也会是一个挑战，会给髋部屈肌、腘绳肌或内收肌带来压力。

瑜伽原本不是为了健身而存在的，然而，瑜伽和健身之间的界限变得模糊。随着瑜伽成为一种锻炼方式，训练场的人数变多，嘈杂的音乐甚至盖过了导师的声音，快节奏的体式可能对缺乏经验且试图赶上的人造成危险。不幸的是，有些人身体肌肉紧绷却很急切地想要练习瑜伽，在这种情况下，风险是最大的。了解你的身体和哪个部位最具受伤风险，对建立一个健康和持久的练习至关重要。最后，在确定和维护自己身体安全的界限方面，你是主角；不要害怕、担心，从你认为的危险情况中走开。

作为一个跑者，你可能习惯了这样的训练方式——没有疼痛就没有收获，如果是这样，就需要改变一下你练习瑜伽的心态。在瑜伽练习中绝对不要逼迫自己超越某种疼痛。这并不是说你不会感觉到疼痛，但是你需要熟悉良性疼痛和恶性疼痛的区别。疼痛的大部分定义是指不同程度的、令人不愉快的感觉。

刚开始接触瑜伽的人通常会说在练习具有挑战性的体式时感觉疼痛。当你在练习瑜伽时出现疼痛，问问自己到底是拉伸疼痛，还是关节的锐痛。最常见的疼痛来自拉伸，但重要的是要了解其中的区别。例如，拉伸紧绷的腘绳肌通常会感到疼痛。如果疼痛来自腹部的肌肉，这就是良性疼痛，因为这意味着肌肉纤维得到拉伸；另外，坐骨出现的锐痛就是恶性疼痛，这是因为腘绳肌肌腱过度拉伸。通过将呼吸带入良性疼痛部位，过一会儿疼痛程度会降低。但是，你需要避免恶性疼痛。

在正确的指导下，经过一段时间的练习后，你将能够更好地区分疼痛的类型，运用相应的知识点来明确你自己的极限。了解你的极限并保持在安全范围内，将有助于你进行明智的练习，这样你可以获得练习瑜伽的益处，而不用担心受伤。

瑜伽安全

本书中列举的瑜伽序列体式是专门为跑者所设计的。每项体式详细说明以确保练习时姿势正确。然后视情况而定，我们强调更具体的肌肉训练，这通常是为了稳定性。花时间阅读所有的动作说明，缓慢地进入体式。在练习每个体式时，给自己一些时间和耐心，去感受各种感觉。如果哪里出现疼痛，确保它是良性的。按照这样的方式，你将从每个体式中获得更多的益处，而且避免受伤的风险。

在进入或扩大你的瑜伽之旅时，牢记以下的安全指导。

打好基础　你不能在没有进行适当的训练时就去跑马拉松，练习瑜伽也应如此。最好从一个基本的序列开始，然后逐渐进入更具难度的序列。有一个扎实的瑜伽知识基础以及对瑜伽的一些体式有一定的熟悉程度将有利于练习的安全。

慢慢来，别着急　练习不要着急。慢慢地进入体式，坚持正确的姿势排列。记住，在练习瑜伽时重新确定身体姿势，注意你的脚、手或坐骨。然后适应这个体式并深呼吸。不要着急结束体式，当结束体式时，记住这也是该体式中的一部分。

如果你练习流动序列时，也应这样做。刚开始时，可能会花较长时间来完成一个序列，但是随着你的身体活动性的增加，你将能够轻松且有效地完成该体式。

了解你的身体　为了安全练习瑜伽和不发生损伤地加大你的动作，你需要了解一些身体结构。不建议你埋头看《格雷氏解剖学》（*Gray's Anatomy*）。但是，重要的是，对基本的骨架结构和相关的肌肉有一定的了解。例如，大多数跑者知道他们的腘绳肌沿着大腿后侧分布。但重要的是了解肌腱附着点在哪个位置，因此，如果强烈地感觉疼病出现在这些附着点上，也就是在警告你该减轻拉伸。越是了解身体解剖结构，在跑步或练习瑜伽时，就越会倾听身体向你发出的重要信号。这就是为什么在前面的几个章节中列举出了基本的身体解剖结构知识。另外，还有许多印刷和电子版本的身体解剖知识材料，养成时不时地仔细阅读这些知识的习惯，增加了解。

倾听你的身体　无论你是按本书中的体式练习，还是从视频课程中学习，或在瑜伽课堂上练习，你都是你自己的老师。瑜伽给予你的最棒的一个礼物就是，让你从更广阔、更深的层面去了解你的身心。不要低估直觉的力量，或因为压力而妥协去做使身体感觉并不好的事情。如果你正感受到疼痛，而且不确定是良性疼痛还是恶性疼痛，那么就减轻程度。安全练习是最好的。如果身体的任何部位出现麻木、循环不畅，那么就结束体式，进行几次深呼吸后，再回到该体式。如果你感觉需要休息，不要犹豫，进行放松体式，但是记住保持瑜伽式呼吸。

意识到你的呼吸模式　瑜伽练习除了体验身体上的感觉外，它还让你关注呼吸，因为呼吸是身体内脏的窗口。呼吸的节奏、深度和声音使你了解自己是否用力过度。如果你发现自己喘气或呼吸短促，停下来，进入一个放松的体式。专注于横膈膜呼吸。和跑步一样，训练越艰苦，你越需要关注呼吸；在跑步和瑜伽中控制呼吸是必要的。

不要竞争　瑜伽不是一项竞争性的运动，所以将你的竞争倾向留在其他比赛中。如果你旁边的人可以进行手掌贴地面的前屈式，你不必觉得自己也必须这样做。同样地，如果你看见照片里的某人做着某个体式，你不需要在大脑中形成这样的画面以督促自己进行模仿。永远记住体式的基础原理，然后带着正念和诚实、恭敬的态度，尊重你的极限。这样你可以在自己的安全范围内进行练习，在没有受伤的风险下获得该体式的全部益处。

寻找一个温暖的地点　最好在一个温暖的房间内练习瑜伽，因为当身体暖和时会更加灵活。不需要太热——只需要在你穿着轻便的瑜伽服时感觉舒适的室温。拜日序列安排在练习的开始是为了使身体热起来。如果你正在进行更具挑战性的序列中的一个体式，做好出汗的准备。当你暖和起来后，体式练习会更深入，所以不要在感觉冷的时候逼迫自己达到某个点。

改动瑜伽练习

尽管你付出了最大的努力，但是你可能发现自己在跑步、瑜伽或普通的事故中还是会受伤。一般而言，跑者非常熟悉如何应对跑步损伤，可以寻求专业的健康治疗，以及修改训练计划，或停止跑步一段时间。在瑜伽练习中受伤的跑者有时会得出这样的结论，认为瑜伽不适合他们，然后停止练习。他们处理瑜伽损伤没有像应对跑步损伤那样熟练，而且有时会更沮丧。

当出现瑜伽损伤时，总是会有办法修复的。大部分的办法通常是瑜伽本身，但是以不同的方式进行练习。大多数的受伤是因为没有以正确的方式进行练习——反复的错位、过度拉伸或过度用力，以及超越安全界限。在极大程度上，如果已经发生了瑜伽损伤，你可以采取不同的方式继续练习，或者改变某些体式。

该部分内容探索最常见的瑜伽受伤类型，同时就如何最恰当地避免损伤给出建议，以及在损伤发生时，如何改动具体的体式以便能够继续练习。首先尝试最简单的变动，如果问题持续存在，那么进一步改动体式，或停止该体式一段时间。与跑步一样，当需要的时候，寻求专业健康顾问的建议和治疗。

表13.1中列出的损伤是针对序列体式（见第11章）中列出的体式。本书中所有的瑜伽序列体式的练习可能会出现所列举出的损伤，正如前面说所的那样，可以改动这些体式。如果需要，可以暂时省略一些令你困扰的体式。改动练习，但是不要停止练习。

你热爱跑步，希望一段时间后，你也能够爱上瑜伽。瑜伽拥有一种特殊的能力，可以提高专注力，增强大脑与身体的连接，增强和锻炼肌肉质量，增加关节的活动范围以及提高肺活量。瑜伽的益处随着练习而增长，除了使你成为更健康的跑者之外，还能改善生活质量。

虽然瑜伽作为一项体育锻炼有许多的益处，但是应该带着尊重的心态进行练习。记住基本的身体序位原理。由于每个人的身体各有不同，你的特殊性必须加以关注，可以改动瑜伽体式和序列以适应你的身体和身体状况。瑜伽练习的程度可以根据你的状态和能力水平进行提高或降低。当需要的时候，记得使用恢复瑜伽体式。

表13.1 常见的瑜伽损伤和建议的体式改动

身体部位	疼痛的原因	改正	改动（s）
手腕	双手在以下的体式中承受体重： 下犬式 平板式 四点支撑式 上犬式	手指展开 食指指根稳定于地面。体重分布于整个手掌上。收缩双臂的肌肉，从手臂和后背产生重力上拉的感觉 臀部后推以减少上半身承受的体重	如果在练习后持续感觉疼痛，改变产生疼痛的体式，如果需要，暂时停止负重的体式 下犬式、平板式——改成海豚式 四点支撑式——避免该体式 上犬式——改成眼镜蛇式
手肘	直臂负重体式： 下犬式 平板式 四点支撑式 上犬式	不要过度伸展肘关节。收缩上臂的肌肉，双肩后旋，减少肩关节承受的体重	下犬式、平板式——保持双手肘内侧相对 四点支撑式——保持双肘紧靠身体两侧，使身体在下落时摩擦上半身两侧 上犬式——上提胸部，双肩下沉；双肘略微弯曲
肩部	所有上半身负重的体式（通常与过度使用有关）	熟悉肩胛骨在后背的下沉，远离耳部，推向上侧肋骨。在所有的体式中注意肩胛骨的活动，尤其是在负重体式中。 增强肩关节的力量和柔韧性的平衡。锻炼上半身虚弱的肌肉以支撑肩关节，增加拉伸，同时增加肩关节活动范围的体式的平衡能力。避免肩关节伸展过度。当伸展手臂时，臂骨拉进肩窝中，以便肩部与身体相连	在没有负重的体式中，比如平衡站立式，手臂向上举过头顶平衡站立，或靠墙下犬式，肩部的动作最好是正确的。在需要负重的体式中运用相同的肩部动作 下犬式、平板式——肩胛骨下沉，增加上臂至颈部底部之间的距离 四点支撑式——双膝下落，减少肩部承受的重力和负担，或保持平板式，不进行该体式 上犬式——在进行该体式时，保持肩胛骨向上背部推压，尤其在过渡到上犬式时也是如此。定期练习海豚式以增加上半身的力量，而不会给肩关节带来压力。如果需要，停止一段时间练习负重体式

续表

身体部位	疼痛的原因	改正	改动（s）
颈部	颈部肌肉紧绷 颈椎扭伤	在一些体式中让头部下沉是正确的，例如前屈式。然而，只有在加深前屈以及胸部靠近大腿时才是正确的做法。在此之前，头部应与双肩对齐。保持头部位于双肩中立的位置	下犬式中使头部下垂 在体式中找到脊柱中立的位置。 留心颈部，避免其在所有体式中扭伤或紧绷
下腰背	前屈时拱背 过度前屈 脊柱姿势不正确时扭动脊柱 在平板式和四点支撑式中，没有收紧核心部位，使臀部和腹部下沉	肚脐和肋骨下侧内收以支撑下腰背 前屈时，以臀部为枢纽进行，脊柱保持中立。 如果在坐姿时，后背拱起，坐在一个折叠的毯子上进行坐立体式 在脊柱扭转的体式中，腹部内收，上提脊椎底部，延长躯干 锻炼腹肌，尤其是腹横肌	前屈时双腿弯曲 减轻前屈的程度 避免前屈
膝盖	站立体式时姿势不对 过度伸展膝关节	记住，膝盖是一个连接处，应避免所有的扭转动作 在所有的开髋体式中，确保外旋来自髋关节。 收缩股四头肌，尤其是股四头肌内侧，以支撑膝盖 不要过度伸展膝关节。 在站立体式中，膝关节的中心与髋关节的中心对齐。在弓步式中，保持膝盖位于踝关节正上方。 在做立体式中，尤其是开髋部的体式，确保双脚屈曲	减轻坐立开髋体式的程度。 前屈时，保持双腿略微弯曲。 双腿盘坐时，在两大腿的下面分别放一条卷起的毯子。 只要没有产生疼痛，定期练习英雄式，如果需要，可以使用道具来支撑，还有靠墙深蹲

续表

身体部位	疼痛的原因	改正	改动（s）
腘绳肌	主要是在站立前屈时过度拉伸 腘绳肌虚弱无力	确保肌腹感受到拉伸，肌腱附着点没有剧烈的疼痛感 前屈时，收缩股四头肌 锻炼腘绳肌 拉伸股四头肌	弯曲双腿 减轻前屈的程度 避免站立前屈 只进行腘绳肌离心拉伸

在整个瑜伽练习之旅中，要留心个人的身体极限。找到你的优势，但是不要超越你的优势！倾听指引你的内在声音。瑜伽练习没有尽头。正如瑜伽大师吉塔・艾扬格意味深长地总结道："瑜伽只有开始，没有结束。"

作者简介

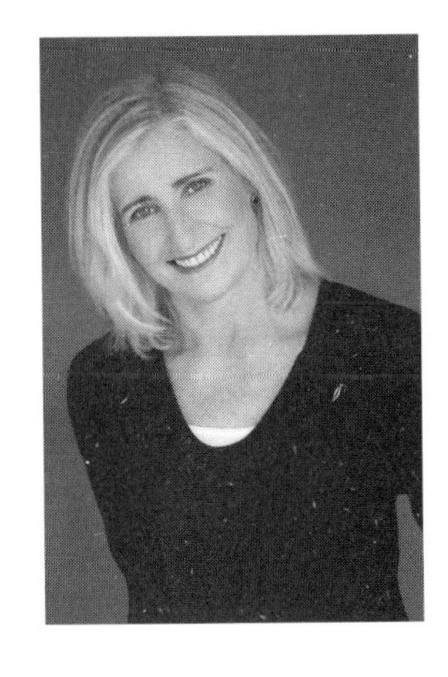

克里斯廷·费尔斯特德（Christine Felstead）是资深的长跑者和瑜伽教练，她将自己的两个爱好融入一个专门针对跑者的开创性项目中。她教授跑者和其他耐力运动员学习瑜伽。许多学员现在任教于美国、加拿大、墨西哥和英国的相关机构中。费尔斯特德经常出席国际瑜伽博览会（International Yoga Expos）和加拿大健身大会（canfitpro），已经出版了两部关于跑者瑜伽的畅销DVD作品。费尔斯特德曾出现在许多杂志中，包括《跑者世界》（*Runner's World*）、《女性跑步》（*Women's Running*）、《瑜伽日志》（*Yoga Journal*）、《女性健康》（*Women's Health*）、《图书馆杂志》（*Library Journal*）和《加拿大全国邮报》（*Canada's National Post*）。现居住在加拿大多伦多。

译者简介

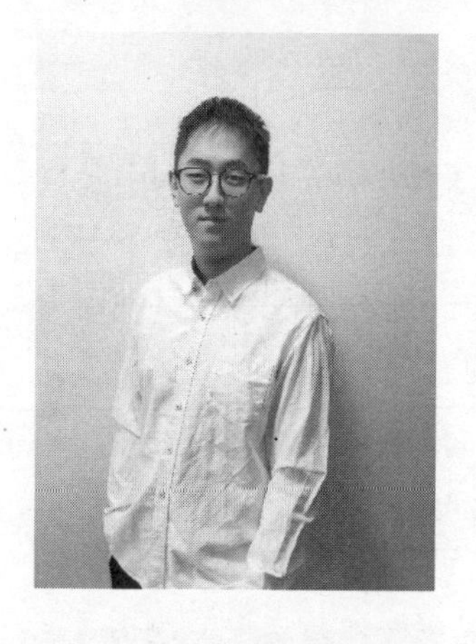

孟书恒

恒瑜伽市场战略顾问，现就读于加拿大多伦多大学精算专业。瑜伽爱好者，从12岁起受家人的影响开始接触瑜伽，至今已练习瑜伽10年。曾参加恒瑜伽PYT200小时瑜伽教练培训。

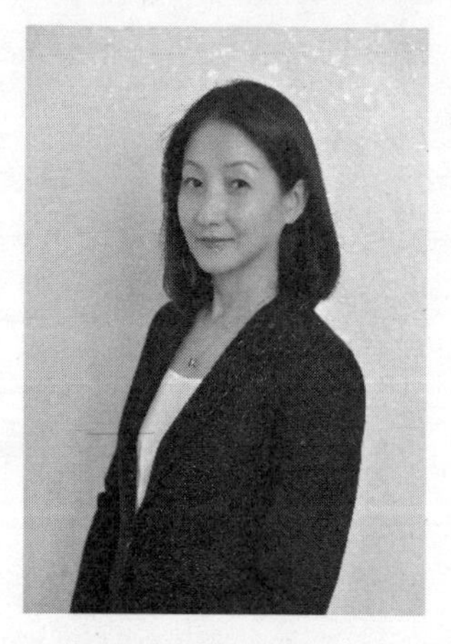

王维侠

恒瑜伽创始人，恒瑜伽培训学院院长。从2009年开始习练瑜伽，之后多次跟随国内外瑜伽大师学习传统哈他瑜伽、流瑜伽、瑜伽呼吸法、瑜伽唱诵和冥想等课程，为美国RYT200小时认证教师。

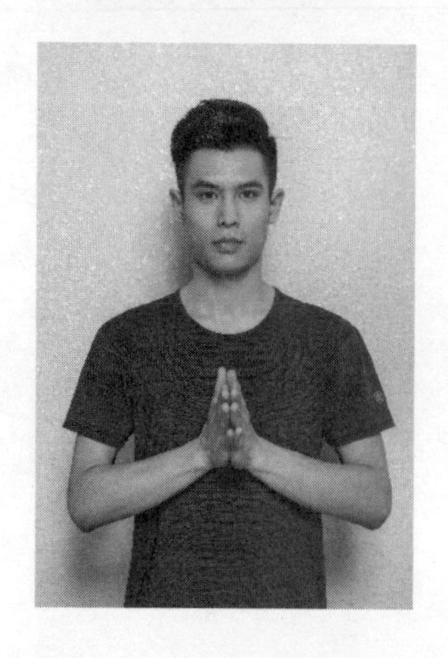

刘辰

恒瑜伽内训导师，恒瑜伽PYT200教练培训导师，3F健身管理培训MyPTyoga授课导师，拥有超过10年的专业瑜伽练习和授课经验。